Blickpunkt
Risperidon

H.-P. Volz

Blickpunkt
Risperidon

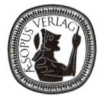

Verfasser

PD Dr. med. Hans -Peter Volz
Arzt für Nervenheilkunde, Psychotherapie
Ärztlicher Direktor
Krankenhaus für Psychiatrie und Psychotherapie
Schloss Werneck
Baltasar-Neumann-Platz 1
97440 Werneck

Die Deutsche Bibliothek - CIP-Einheitsaufnahme
Ein Titeldatensatz für diese Publikation ist bei
Der Deutschen Bibliothek erhältlich

Ausdrücklich wird darauf hingewiesen, dass sich trotz größter Sorgfalt bei der Abfassung und Korrektur gerade bei Angaben über Dosis und Applikation bei einer derartigen Zusammenstellung Ungenauigkeiten einschleichen können. Jeder Leser wird daher aufgefordert, die den verwendeten Präparaten beigegebenen Beipackzettel, insbesondere für Dosierung und die Beachtung von Kontraindikationen, in eigener Verantwortung zu überprüfen.

ISBN 3-7773-1939-2

© 2001 by Aesopus Verlag (Ein Unternehmensbereich der Hippokrates Verlag GmbH), Stuttgart

Druck: Friedrich Pustet, Regensburg

Inhalt

Inhalt

Vorwort

Risperidon wurde 1994 in Deutschland nach Clozapin als zweites atypisches Neuroleptikum eingeführt. Durch die Verwendung atypischer Neuroleptika hat sich seitdem die medikamentöse Therapie der Schizophrenien grundlegend verbessert, man könnte beinahe sagen revolutioniert.

Bei gleicher Wirksamkeit wie typische, konventionelle Neuroleptika treten bei den atypischen Neuroleptika die mitunter extrem behindernden extrapyramidal-motorischen Nebenwirkungen deutlich in den Hintergrund. Das Risiko, therapeutisch kaum beeinflussbare tardive Dyskinesien auszulösen, wurde minimiert. Daneben zeichnen sich die atypischen Neuroleptika durch eine besonders gute Wirksamkeit bei schizophrener Minussymptomatik und bei den oft mit einer Schizophrenie einhergehenden kognitiven Defiziten aus, so dass soziale Reintegration häufig erst durch die Gabe dieser Substanzen möglich wird.

Nach nunmehr sieben Jahren therapeutischer Erfahrung mit Risperidon ist es an der Zeit, unser Wissen zu resümieren. Dies ist das Ziel des vorliegenden Taschenbuches.

Neben der anerkannten und allseits empfohlenen Therapie schizophrener Erkrankungen mit Risperidon haben sich unsere Kenntnisse auch im Hinblick auf Therapiemöglichkeiten anderer Erkrankungen beträchtlich erweitert. Zusätzlich zu einer kurzen, aber umfassenden Darstellung der pharmakologischen Daten und der therapeutischen Möglichkeiten bei der Schizophrenie werden deshalb innovative Einsatzgebiete wie bipolare Erkrankungen, Verhaltensauffälligkeiten bei dementiellen Erkrankungen sowie kinder- und jugendpsychiatrische Störungen beleuchtet.

Die beabsichtigte Einführung der ersten Depotformulierung eines atypischen Neuroleptikums wird zudem die Therapieoptionen dieser Substanz erheblich bereichern.

Hans-Peter Volz
Werneck, im Juni 2001

1 Krankheitsbilder

1.1 Schizophrenie

Die Begriffsgeschichte der heute als Schizophrenie bezeichneten Erkrankung ist vielgestaltig. Kraepelin (1913) unterschied noch zwischen „manisch-depressivem Irresein" und der „Dementia praecox". Während die manisch-depressiven Erkrankungen durch einen phasenhaften Verlauf gekennzeichnet seien und prinzipiell eine gute Prognose mit weitgehender Restitutio ad integrum aufwiesen, handele es sich bei der Dementia praecox um eine Erkrankung, die bevorzugt bei jüngeren Erwachsenen zum erstenmal auftrete und zu einem demenziellen, irreversiblen Abbau mit deutlicher Intelligenzminderung führe.

E. Bleuler (1911) hingegen fand, dass bei weitem nicht alle Erkrankungen einen so delitären Verlauf nehmen, wie von Kraepelin beschrieben. Er widmete dem Querschnittsbefund eine größere Aufmerksamkeit und unterschied so zwischen Grundsymptomen (Assoziationsstörung, Affektstörung, Autismus und Ambivalenz, den vier „A's") und den akzessorischen Symptomen, die vor allem aus produktiven Symptomen wie Sinnestäuschungen, Wahnideen, Ich-Störungen, Veränderung von Sprache und Schrift, vegetativen und katatonen (Katalepsie, Stupor, Hyperkinesen, Stereotypien, Manierismen, Negativismus, Befehlsautomatie, Echopraxie) Symptomen bestehen. Für die Diagnose entscheidend, wenngleich im diagnostischen Gespräch schwerer erfassbar, waren für ihn die Grundsymptome. Es war auch E. Bleuler, der den Begriff Schizophrenie für die so beschriebenen Störungen einführte, da er die grundlegende Ursache für die Symptomatik in einer Spaltung der Persönlichkeit mit Verselbstständigung von seelischen Teilfunktionen ansah.

Diagnostik

Die ersten diagnostischen Ansätze mit Betonung des delitären Verlaufs nach Kraepelin und der Unterscheidung von Grund- und akzessorischen Symptomen nach Bleuler wurden bereits oben dargestellt. Im weiteren war die Unterscheidung in Symptome 1. und 2. Ranges nach K. Schneider (1971) richtungsweisend (siehe Tabelle 1).

Nach K. Schneider gelten die Symptome 1. Ranges als schizophreniespezifisch, wenn eine organische Ursache ausgeschlossen ist, während die Symptome 2. Ranges

Tabelle 1

Schizophrenie-Symptome 1. und 2. Ranges (K. Schneider)

Symptome 1. Ranges	Symptome 2. Ranges
Dialogische Stimmen	sonstige akustische Halluzinationen
Kommentierende Stimmen	Halluzinationen auf anderen Sinnesgebieten
Gedankenlautwerden	Wahneinfälle
Leibliche Beeinflussungs-erlebnisse	Ratlosigkeit
Gedankeneingebung	Verstimmungen
Gedankenausbreitung	erlebte Gefühlsverarmung
Gedankenentzug	
Gefühl des Gemachten	
Wahnwahrnehmung	

unspezifische Störungen darstellen, die bei zahlreichen psychischen Erkrankungen auftreten können.

In den letzten Jahren wurden operationalisierte Kriterien auch für die Diagnose der Schizophrenie zu Grunde gelegt, beispielsweise in der International Classification of Diseases, 10th edition (ICD-10, Dilling et al. 1993) (siehe Tabelle 2).

Für die Diagnose Schizophrenie ist danach mindestens ein eindeutiges Symptom (zwei oder mehr, wenn weniger eindeutig) der Gruppen 1–4 oder mindestens zwei Symptome der Gruppen 5–8 erforderlich. Diese Symptome müssen fast ständig während eines Monats oder länger

Tabelle 2

Diagnostische Leitlinien der Schizophrenie (ICD-10)

1. Gedankenlautwerden, Gedankeneingebung oder Gedankenentzug, Gedankenausbreitung

2. Kontrollwahn, Beeinflussungswahn, Gefühl des Gemachten bzgl. Körperbewegungen, Gedanken, Tätigkeit oder Empfindungen, Wahnwahrnehmungen

3. Kommentierende Stimmen oder dialogische Stimmen

4. Anhaltender, kulturell unangemessener und völlig unrealistischer Wahn

5. Anhaltende Halluzinationen jeder Sinnesmodalität

6. Gedankenabreißen oder Einschiebungen in den Gedankenfluss

7. Katatone Symptome

8. „Negative" Symptome wie auffällige Apathie, Sprachverarmung, verflachte oder inadäquate Affekte

deutlich vorhanden gewesen sein. Bei eindeutiger Gehirn-erkrankung, während einer Intoxikation oder während des Entzuges soll keine Schizophrenie diagnostiziert werden.

Subtypisierung

Je nach dem, welche der oben genannten Symptome im Vordergrund stehen, können verschiedene Prägnanztypen oder Unterformen differenziert werden. So sind in der ICD-10 folgende Subtypen beschrieben:

▶ Paranoide Schizophrenie
▶ Hebephrene Schizophrenie
▶ Katatone Schizophrenie
▶ Schizophrenia simplex

Diese Ausprägungsformen kommen allerdings in stark unterschiedlicher Häufigkeit vor, wobei der paranoide Subtyp ca. $^2/_3$ der Fälle ausmacht.

Die *paranoide Schizophrenie* ist durch Wahnvorstellungen wie Verfolgungs-, Beeinträchtigungs- oder Beziehungs-wahn sowie akustische Halluzinationen z.B. in Form von Stimmen hören gekennzeichnet. Formale Denkstörungen, Störungen des Antriebs und Affektes sowie katatone Symptomatik treten hingegen in den Hintergrund.

Bei der *hebephrenen Schizophrenie* dominieren Affekt-, Antriebs- und formale Denkstörungen das klinische Bild, wobei der inadäquat heitere Affekt diagnostisch oft weg-weisend ist. Diese Unterform ist durch einen sehr frühen Krankheitsbeginn zwischen dem 15. und 25. Lebensjahr sowie durch eine ungünstige Prognose gekennzeichnet.

Bei der *katatonen Schizophrenie* treten die – wie der Name schon sagt – katatonen Symptome besonders hervor, die allgemeinen diagnostischen Kriterien für eine Schizo-phrenie (s.o.) müssen aber ebenfalls erfüllt sein. Unter katatonen Symptomen versteht man: Stupor, psycho-motorische Erregung, Haltungsstereotypien, Negativismus, Katalepsie, wächsernde Biegsamkeit sowie Befehlsautomatie (Echopraxie/Echolalie) und Sprachstereotypien. Eine kritische Verlaufsform der katatonen Schizophrenie stellt die perniziöse Katatonie dar, bei der hohes Fieber (ohne nachweisbaren Infekt), Kreislaufstörungen v.a. in Form einer Tachykardie, Exsikkose sowie Zyanose und Hämorrhagien auftreten können. Ohne therapeutische Intervention ist der Verlauf häufig tödlich, weshalb sie mitunter auch als „letale" Katatonie bezeichnet wird. Die *Schizophrenia simplex* verläuft blande mit zunehmender Negativsymptomatik (s.u.). Häufig stellen sich Verhaltensauffälligkeiten, sozial-desintegrierende Tendenzen wie Isolierung, z.T. auch Nichtsesshaftigkeit ein. Die Diagnose ist wegen der blanden, unspezifischen Symptomatik schwer zu stellen.

In der ICD-10 werden weiter die undifferenzierte (atypische) Form, die postschizophrene Depression und das schizophrene Residuum unterschieden.

Positiv-Negativ-Konzept

1980 schlug Crow eine Dichotomisierung schizophrener Erkrankungen in Typ-I- und Typ-II-Schizophrenie vor (siehe Tabelle 3). Diese Einteilung führt Aspekte der Symptomatik und des Verlaufs mit pathogenetischen Überlegungen zusammen.

Zur Erforschung dieses Konzeptes entwickelte Andreasen Rating-Skalen welche die Positivsymptomatik (Scale for the Assessment of Positive Symptoms, SAPS [Andreasen 1984]) sowie die Negativsymptomatik (Scale for the Assessment of Negative Symptoms, SANS, erfassen [Andreasen 1983]).

Tabelle 3

Modifiziertes Typ I/Typ II-Konzept (Crow 1985)

Kriterien	Typ I	Typ II
Charakteristische Symptomatik	positiv	negativ
Neuroleptikaresponse	gut	schlecht
Verlaufsausgang	potenziell reversibel	irreversibel?
Intellektuelle Beeinträchtigung	fehlend	manchmal vorhanden
Unwillkürliche Bewegungsstörungen	fehlend	manchmal vorhanden
Postulierter pathologischer Prozess	erhöhte D_2-Rezeptor-dichte	Zellverlust in Temporallappen-Strukturen

Die SAPS ist in folgende vier Symptomgruppen unterteilt:
- Halluzinationen
- Wahn
- Bizarres Verhalten
- Positive formale Denkstörungen

Die SANS umfasst fünf Symptomgruppen:
- Affektverflachung
- Alogie (Sprachverarmung)
- Abulie (Willenlosigkeit) – Apathie
- Anhedonie – sozialer Rückzug
- Aufmerksamkeitsstörungen

Es ist deutlich erkennbar, dass sich diese Einteilung an der Bleulerschen Unterscheidung in Grund- und akzesso-

rische Symptome orientiert. Je nach psychopatholo-
gischem Querschnittsbefund wird von einer positiven,
negativen oder gemischten Episode gesprochen. Im
Längsschnittverlauf einer Erkrankung, ja selbst während
einer Episode, kann ein Erkrankter unterschiedlichen
Prägnanztypen entsprechen. Für den Verlauf über Jahre ist
es relativ typisch, dass sich nach Beginn als Positivschizo-
phrenie mit paranoid-halluzinatorischer Symptomatik
eine „Negativ"-Schizophrenie mit vorwiegend sozialem
Rückzug und Affektnivellierung ausbildet.

Die Positiv- und Negativsymptomatik kann auch anhand
einer später entwickelten Skala, in die die meisten SAPS-
und SANS-Items aufgenommen wurden, der PANSS (Positive and Negative Symptom Scale) reliabel erfasst werden.
Im Kontext des vorliegenden Taschenbuches ist das von
besonderem Interesse, da insbesondere die Negativsymptomatik, die oft mit einem delitären Verlauf einher-
geht, durch typische Neuroleptika nur unzureichend zu
mindern ist. Erst seit Einführung der so genannten Atypischen Neuroleptika (s.u.) gibt es wirksame pharmako-
therapeutische Interventionsmöglichkeiten bei dominierender Negativsymptomatik.

Epidemiologie

Die Inzidenz, also der Anteil an Neuerkrankten in einem
Jahr, beträgt bei der Schizophrenie zwischen 0,1 und 0,7 %.
Die Lebenszeitprävalenz, also die relative Häufigkeit
während des Lebenszyklus an einer Schizophrenie zu
erkranken, wird in Europa mit 1 % angegeben. Männer
erkranken ca. drei bis vier Jahre früher, die Erkrankung
beginnt zumeist im jüngeren Erwachsenenalter.

Ätiologie

Die Ätiologie der Schizophrenie ist nicht abschließend geklärt. Aktuell geht man von einer multifaktoriellen Genese, die neurobiologische, psychologische und soziale Komponenten umfasst, aus.

Im Rahmen neurobiologischer Faktoren wird unterschieden:

▸ Genetik
▸ Neurochemie und Neuropharmakologie
▸ Morphologische und cerebral-funktionelle Befunde

Als psychologische Faktoren können benannt werden:

▸ Psychodynamische Regressionstheorien
▸ Bedeutung kritischer Lebensereignisse („life events")

Bei den sozialen Faktoren spielen in erster Linie die „High Expressed Emotions" (HEE) eine Rolle.

Im Folgendem sollen von den ätiologischen Faktoren die veränderten neurochemischen Parameter näher beschrieben werden, die für die Psychopharmakotherapie von besonderer Bedeutung sind.

Ursprünglich wurde von Snyder und Carlsson die Dopaminhypothese der Schizophrenie postuliert, die – teilweise durch Einbeziehung anderer Neurotransmittersysteme – immer noch den größten heuristischen Wert besitzt. Sie nimmt eine dopaminerge Hyperaktivität in limbischen Hirngebieten an und wurde später durch das Postulat einer dopaminergen Hypoaktivität im Frontalkortex ergänzt.

Auf zwei Aspekte des dopaminergen Systems ist in diesem Zusammenhang besonders einzugehen:

Dopaminerge Bahnsysteme

Es werden vier dopaminerge Bahnsysteme (s. Abb. 1) unterschieden:

▸ Das nigro-striatäre System (Ursprung: Substantia nigra, pars compacta [A9], Projektionsort: dorsales Striatum, Funktion: Steuerung der extrapyramidalen Symptomatik)

▸ Das mesolimbische System (Ursprung: ventrales Tegmentum [A10], Projektionsort: v.a. limbische Areale, Funktion: Steuerung von Stimmung und Antrieb)

▸ Das mesokortikale System (Ursprung: ventrales Tegmentum [A10], Projektionsort: v.a. Präfrontalkortex, Funktion: kognitive Prozesse, Motivation)

▸ Das tuberoinfundibuläre System (Ursprung: Ncl. arcuatus des Hypothalamus, Projektionsort: Eminentia medialis, Funktion: Steuerung u.a. der Prolactinsekretion)

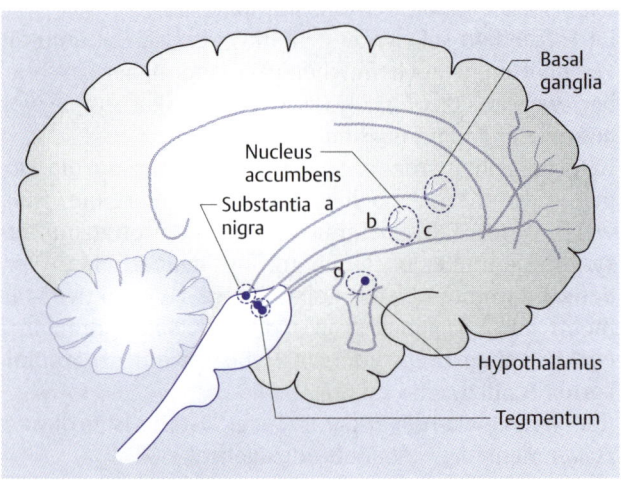

Abbildung 1 Dopaminerge Bahnsysteme (nach Stahl 2000)
  a) Nigrostriatale Bahnen
  b) Mesolimbische Bahnen
  c) Mesokortikale Bahnen
  d) Tuberoinfundibulare Bahnen

Dopaminerge Rezeptoren

In den synaptischen Spalt freigesetztes Dopamin bindet an zwei primär pharmakologisch charakterisierte Rezeptorfamilien, die D_1- und die D_2-Rezeptoren. Mittlerweile hat die molekulargenetische Charakterisierung bereits fünf Rezeptorsubtypen erbracht, wobei die D_1-Familie aus D_1- und D_5-Rezeptoren besteht, die D_2-Familie aus D_2-, D_3- und D_4-Rezeptoren. Die D_1-Familie löst bei Bindung von Dopamin eine interneuronale Stimulation von Adenylatzyklasen, die als „second messenger" fungieren, aus. Die D_2-Stimulation führt zu einer Hemmung dieser Zyklasen. Der entscheidende Baustein in der Dopaminhypothese der Schizophrenie besteht darin, dass alle antipsychotisch wirksamen Substanzen die D_2-Rezeptorfamilie blockieren, hierbei verhält sich die durchschnittlich klinisch wirksame Dosis invers zur D_2-Rezeptor-Affinität (siehe Abb. 2).

Für die Genese der Schizophrenie wird eine gesteigerte dopaminerge Aktivität v.a. im mesolimbischen System angenommen. Bei Gabe konventioneller Neuroleptika wird der hyperdopaminerge Zustand in diesem System gut antagonisiert, was vor allem zu einer Besserung der Positiv-Symptomatik führt; allerdings werden auch die D_2-Rezeptoren der weiter oben aufgeführten anderen drei Bahnsysteme blockiert, was neben extrapyramidal-motorischen Symptomen (nigro-striatäres System) und endokrinologischen Effekten (tubero-infundibuläres System) auch eine Abnahme kognitiver und motivationaler Fähigkeiten auslösen kann. Dies wiederum verstärkt über die Blockade der mesokortikalen D_2-Rezeptoren die Negativsymptomatik.

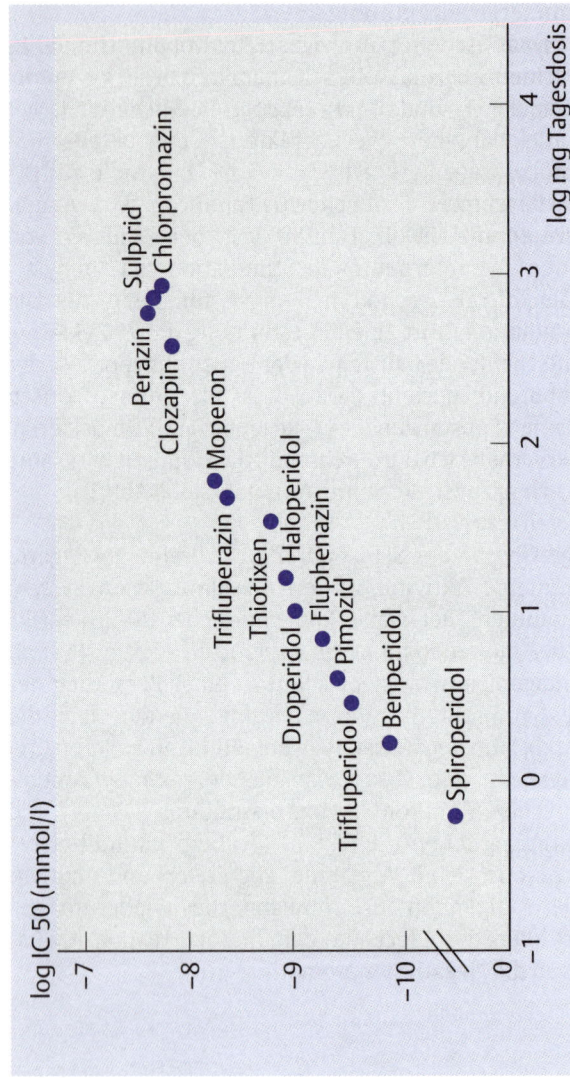

Abbildung 2 Neuroleptikahemmung der D$_2$-Rezeptoren in Homogenaten vom Kälberstriatum in Relation zur mittleren klinisch-anti-psychotischen Dosis (modifiziert nach Seeman et al. 1978)

Verlauf

Der Verlauf einer schizophrenen Erkrankung kann sehr unterschiedlich sein. Abb. 3 gibt einen Überblick über die Verlaufsformen sowie deren relative Häufigkeiten.

Einfache Verläufe		
akut zu schweren chronischen Zuständen	kommt kaum mehr vor	
chronisch zu schweren chronischen Zuständen	5-10%	
akut zu leichteren chronischen Zuständen	5%	
chronisch zu leichteren chronischen Zuständen	15-25%	
Wellenförmige Verläufe		
wellenförmig zu schweren chronischen Zuständen	5%	
wellenförmig zu leichteren chronischen Zuständen	20-25%	
Heilung nach wellenförmigen Verläufen	35-40%	
andere Verläufe	5%	

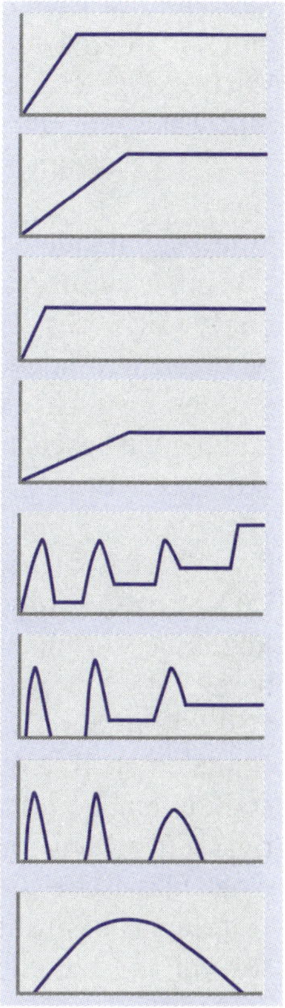

Abbildung 3 Verlaufsformen der Schizophrenie und ihre Häufigkeit (nach Bleuler 1983)

Bei der Beurteilung des Akutverlaufs steht in der Regel die Positivsymptomatik im Vordergrund. Für den Langzeitverlauf spielen Negativsymptomatik, soziales Funktionsniveau sowie Aspekte der Lebensqualität die entscheidende Rolle. Eine große Zahl der Erkrankten mit zunehmendem Residuum ist nach einiger Zeit zunehmend sozial isoliert, ohne Arbeit und auf ständige Hilfe angewiesen.

Wichtig für den individuell Betroffenen sind prognostische Faktoren. Die wichtigsten dieser Faktoren sind in Tabelle 4 zusammenfassend dargestellt.

Eine beginnende Schizophrenie möglichst frühzeitig zu erkennen, kann von entscheidender Bedeutung sein. Hier ergibt sich das Problem, dass die häufigen „Frühwarnzeichen" (siehe Tabelle 5) unspezifisch sind. Früher wurden sie auch als „pseudoneurotische" Verhaltensauffälligkeiten bezeichnet und führten häufig zu Fehldiagnosen.

Kognitive Störungen
im Rahmen schizophrener Erkrankungen

Kognitive Störungen bei schizophrenen Patienten wurden bereits von Kraepelin und Bleuler beschrieben. Kraepelin (1913) führt aus: „Ganz allgemein geht ihnen Neigung und Fähigkeit ab, ihre Aufmerksamkeit aus eigenem Antriebe stark und dauernd anzuspannen. Oft ist es schon schwierig, sie überhaupt zum Aufmerken zu bringen." Dies stellt eine klassische Beschreibung von Aufmerksamkeitsstörungen dar, die Kraepelin als zeitstabil betrachtete, also sowohl im akuten (state) als auch remittierten (trait) Zustand feststellbar. Daneben sah er auch die Auffassung als gestört an, insofern als „... der Umfang und namentlich die Zuverlässigkeit der Auffassung entschieden verringert sind, am stärksten in den akuten Krankheitszuständen

Tabelle 4

Prädiktoren für den Verlauf und Ausgang der Schizophrenie (modifiziert nach Jablensky 1995)
(Abk.: CT=Computer-Tomogramm, EE=Expressed emotions, MRT=Magnet-Resonanz-Tomogramm)
(*sog. robuste Prädiktoren, d.h. in unterschiedlichen Studien gefunden)

Schlechte Prognose	Gute Prognose
Soziodemographische und familienbezogene Daten	
Ledig, geschieden, getrennt*	verheiratet*
Männlich	weiblich
Hohe EE*	niedrige EE
	Affektive Störungen in der Verwandtschaft
Prämorbide Persönlichkeit und Anpassung	
Schizoide Persönlichkeit	extrovertierte oder zyklothyme Persönlichkeit*
Soziale Isolation	gute Anpassung im Arbeits- und Freizeitbereich
Anpassungsprobleme während der Adoleszenz	Stress oder „life-events" vor Krankheitsausbruch
Vorausgegangene Krankheitsepisoden	
Häufiger und von längerer Dauer*	seltener und von kürzerer Dauer*
Art des Krankheitsbeginns	
Schleichend*	akut*
Initiales klinisches Bild	
Negativsymptomatik*	affektive Auffälligkeiten
Akustische Halluzinationen 1. Ranges	„soft neurological signs"
Leibliche Beeinflussungserlebnisse	
Bizarre Wahnideen	
Andere Variablen	
Abnormes MRT	gutes initiales Ansprechen auf Neuroleptika
Kortikale Atrophien im CT	
Drogenabusus (Cannabis)	

Tabelle 5

Häufige Frühwarnzeichen – Untersuchung bei 49 schizophrenen Patienten (nach Olbrich und Gierer 1998, zitiert nach Olbrich et al. 1999)

Frühwarnzeichen	Rang	Häufigkeit (%)
Ruhelosigkeit	1	72
Schlafstörungen	2	64
Nervosität, Gespanntheit	3	62
Schwierigkeiten bei der Arbeit	4	60
Die anderen verstehen mich nicht	5	56
sich überfordert fühlen	6	54
weniger Freude empfinden	7	52
weniger Kontakt mit Freunden	7	52
sehr aufgeregt sein	9	48
Die anderen reden über mich/ lachen mich aus	10	40
weniger aktiv sein als gewöhnlich	10	40
Angst vor der Zukunft	10	40
Konzentrationsschwierigkeiten	13	38
Gedächtnisschwierigkeiten	14	36
mehr religiöse Gedanken haben	14	36
Beschäftigung nur mit einer Sache	16	34
Die Kontrolle über sich selbst verlieren	16	34
Halluzinationen	19	30
Beeinflussungsgedanken	23	28

und dann wieder in den letzten Abschnitten des Leidens." Auch für Bleuler (1911) waren schizophrene Kognitionsstörungen geläufig. Er unterschied zwischen den Grundsymptomen und akzessorischen Symptomen, wobei die Grundsymptome zwei Bereiche umfassten: die alterierten einfachen Funktionen (Assoziation, Affektivität, Ambivalenz) und die zusammengesetzten Grundsymptome, zu denen er auch Aufmerksamkeitsstörungen, besonders jene der passiven Aufmerksamkeit, zählte: „Es ist zwar selbstverständlich, dass die interesselosen oder autistisch abgekapselten Patienten die Außenwelt sehr wenig beachten. Daneben wird aber merkwürdig viel von den Ereignissen registriert, um die sich die Patienten nicht kümmern. Die Auslese, die die normale Aufmerksamkeit unter den Sinneseindrücken trifft, kann bis auf Null herabgesetzt sein, sodass fast alles registriert wird, was den Sinnen zugeht. Die bahnende wie die hemmende Eigenschaft der Aufmerksamkeit ist also in gleicher Weise gestört." Die beschriebenen Phänomene sind erfahrenen Psychiatern aus der täglichen Erfahrung wohl vertraut. So nehmen sie beispielsweise Aufmerksamkeitsstörungen dergestalt wahr, dass ihre Patienten durch äußere, häufig auch irrelevante Stimuli leicht ablenkbar wirken. Die Patienten berichten mitunter von ihren Konzentrationsschwierigkeiten. Sie können nicht gut lesen oder fernsehen, oft fühlen sie sich durch äußere Reize regelrecht überflutet. Gut bekannt ist auch ihre Schwierigkeit, Sprichwörter regelrecht zu deuten, was auf fehlende Abstraktionsfähigkeiten hinweist und zu konkretistischen Interpretationen führt.

In den letzten beiden Jahrzehnten sind Kognitionsstörungen verstärkt in das Zentrum des Interesses gerückt. Was aber ist überhaupt Kognition? Eine gängige Definition lautet: Vorgänge, die bei der Verarbeitung externer und interner Informationen ablaufen. Um dies besser zu verstehen, sollte man einzelne kognitive Teilbereiche betrachten. Diese sind:

▸ Wahrnehmung
▸ Aufmerksamkeit
▸ Gedächtnis
▸ Exekutivfunktionen
▸ Intelligenz

Im Folgenden sollen diese einzelnen Bereiche und ihre Störung bei Patienten näher betrachtet werden.

Die *Wahrnehmung* ist z.B. im Bereich der frühen visuellen Verarbeitung, unter der man die Fähigkeit versteht, in einem kurzen Moment eine große Anzahl von Einzelinformationen zu erfassen, ohne höhere kognitive Strategien (z. B. Suchstrategien) einzusetzen, gestört. Eine

T	I	H
Z	B	M
U	X	Z

M	O	K	Y	U
F	A	Q	G	P
J	Z	B	L	X
P	T	C	E	D
R	C	F	Z	A

Abbildung 4 Dargestellt ist ein Beispiel für den so genannten „Span of Apprehension"-Test. Links sind nur 8 Distraktorreize außer dem Zielreiz „T" aufgenommen, rechts sind es 24. Somit erhöht sich die Schwierigkeit, den Zielreiz zu erkennen, beträchtlich. Die Buchstabenfelder werden nur sehr kurz präsentiert, sodass es nicht möglich ist, Suchstrategien anzuwenden. Der Zielreiz in einem tatsächlichen Experiment ist natürlich nicht optisch hervorgehoben.

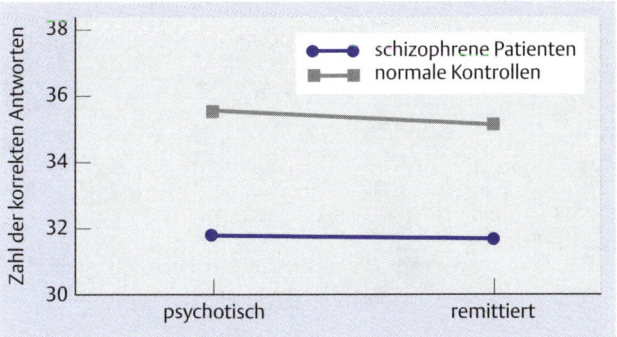

Abbildung 5 Dargestellt ist in blau (untere Linie) die Leistung von 13 schizophrenen Patienten im remittierten und psychotischen Zustand. Präsentiert wurde ein 10-Buchstaben-Feld. Oben ist die Leistung von parallisierten Kontrollpersonen aufgetragen. In beiden Krankheitsphasen ist die Leistung der Patienten deutlich schlechter als die der Gesunden (modifiziert nach Nuechterlein et al. 1991; zitiert nach Green 1998).

Möglichkeit, dies zu prüfen, ist der Span-of-Apprehension-Test (siehe Abb. 4). Im dargestellten Fall muss der Proband entscheiden, ob ein Ziel (z.B. der Buchstabe „T") in einem Feld von anderen Buchstaben enthalten ist oder nicht. Dabei wird dieses Buchstabenfeld nur kurz (<100 ms) präsentiert. Somit kann die Analyse erst stattfinden, wenn das Bild bereits wieder verschwunden ist und zwar mit Hilfe der inneren Repräsentation, des so genannten Icons. Diese Leistung ist bei akuten schizophrenen Patienten und bei solchen in Remission konstant vermindert (Green 1998), weist also state- und trait-Charakteristika auf (Abb. 5).

Ein Standardmaß zur Überprüfung der *Aufmerksamkeit*, auch als Vigilanz bezeichnet, ist der Continuous Performance Test, der ursprünglich entwickelt wurde, um die maximale Belastungsfähigkeit von Soldaten an

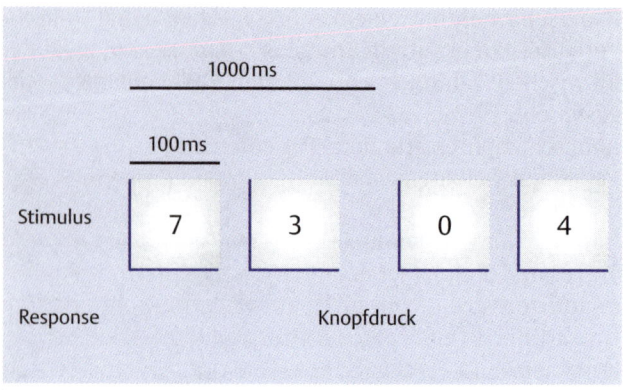

Abbildung 6a Relativ einfache Version des Continuous Performance Tests. Es muss immer dann ein Knopf gedrückt werden, wenn eine „0" erscheint.

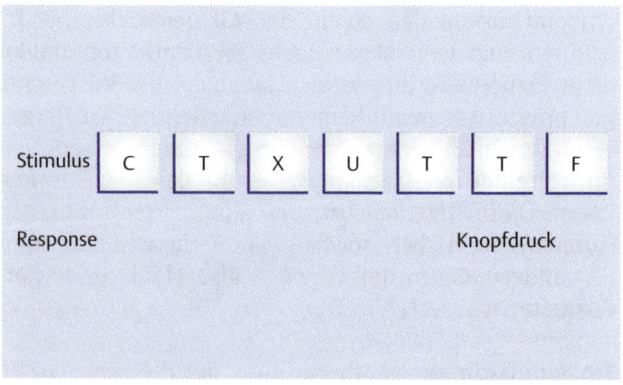

Abbildung 6b Schwierigere Version des Continuous Performance Tests. Es muss immer dann ein Knopf gedrückt werden, wenn ein „T" erscheint, dem ein „T" vorausgegangen ist. Hierbei werden wesentlich höhere Anforderungen an die Aufmerksamkeit und zusätzlich an das Arbeitsgedächtnis gestellt.

Radarschirmen mit einem sehr geringen Signal-Rausch-Verhältnis zu ermitteln. In Abb. 6a und 6b sind zwei der inzwischen zahlreich entwickelten CPT-Versionen dargestellt.

Akut schizophren erkrankte Patienten zeigen in allen CPT-Versionen Defizite gegenüber gesunden Probanden (z.B. Orzack und Kornetsky 1966, Nuechterlein et al. 1992). Darüber hinaus konnten Asarnow and MacCrimmon (1978) und Steinhauer et al. (1991) in Querschnittsuntersuchungen sowie Nuechterlein et al. (1991, zitiert nach Green 1998) in einer Längsschnittstudie zeigen, dass auch remittierte Patienten schlechtere Testleistungen als Kontrollprobanden erbringen. Somit weist dieses Defizit ähnlich der verminderten Leistungen im Span-of Apprehension-Test state- und trait-Charakteristika auf.

Während Bleuler, wie oben bereits erwähnt, bei schizophrenen Patienten Aufmerksamkeitsdefizite beschrieb, postulierte er, dass *Gedächtnisfunktionen* nicht beeinträchtigt seien. Allerdings konnte in zahlreichen Untersuchungen (für einen Überblick siehe Volz et al. 2000) gezeigt werden, dass auch Gedächtnisfunktionen bei schizophrenen Patienten vermindert sind. Insbesondere das so genannte verbale Gedächtnis, das in der Regel durch die Wiedergabeleistung von Wörtern, die zuvor in einer Wortliste dargeboten wurden, geprüft wird.

Unter *Exekutivfunktionen* werden Fähigkeiten bezeichnet, Probleme zu lösen, Handlungspläne zu entwerfen und abstrakte Bedeutungsinhalte zu erkennen. Der klassische neuropsychologische Test zur Erfassung von Exekutivfunktionen stellt der Wisconsin Card Sorting Test (WCST) dar (Abb. 7). Dieser Test basiert auf folgendem Ablauf: Der Proband bekommt 4 Karten vorgelegt und soll eine 5. Karte einer der 4 Karten zuordnen. Das Zuordnungsprinzip kann Farbe, Form oder Anzahl der Symbole sein; er

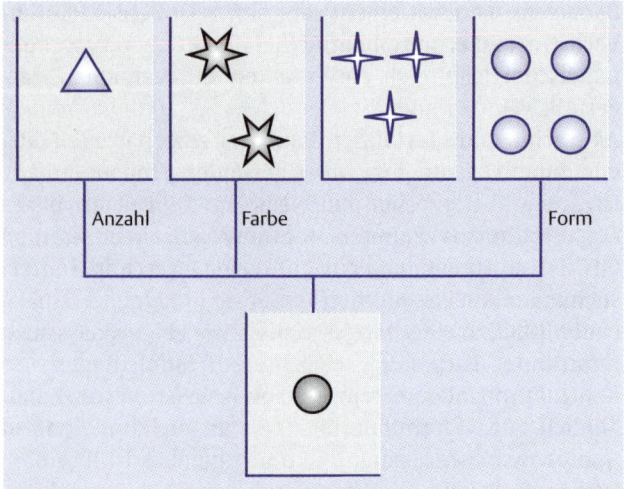

Abbildung 7 Prinzip des WCST. Die unten dargestellte Karte muss einer der vier oben aufgedeckten Karten zugeordnet werden. Dies kann nach einem der drei dargestellten Zuordnungsprinzipien erfolgen.

weiß nicht, welches Zuordnungskriterium gilt. Die Versuchsperson probiert also diese Regeln durch; findet sie die zur Zeit gültige, erhält sie eine positive Rückmeldung vom Untersucher. Dann bleibt dieses Zuordnungskriterium für 10 Versuche konstant. Bei der 11. Zuordnung wechselt das Zuordnungskriterium für den Probanden unerwartet. Die zuvor noch gültige Regel führt nun zu einem falschen Ergebnis. Es gilt eine andere Regel, welche der Proband durch systematische Variation seines Vorgehens basierend auf den Rückmeldungen des Untersuchers wieder neu finden muss. In diesem paradigmatischen Testverfahren, das zur korrekten Bewältigung insbesondere Frontalhirnfunktionen erfordert, zeigten sich schizophrene Patienten konsistent leistungsgemindert (Volz et al. 2000).

Intelligenz ist schwierig zu definieren. Wechsler (zitiert nach Matarazzo 1982) betrachtet sie als „ein hypothetisches Konstrukt, ... als zusammengesetzte globale Fähigkeit eines Individuums, zielgerichtet zu handeln, rational zu denken und sich wirkungsvoll mit seiner Umwelt auseinanderzusetzen". Erfasst werden kann die intellektuelle Leistungsfähigkeit beispielsweise mit standardisierten Testverfahren wie dem Hamburg-Wechsler-Intelligenztest für Erwachsene (HAWIE). Wenngleich die Befunde bei schizophrenen Patienten in Bezug auf Intelligenz nicht so eindeutig sind wie in anderen Teilbereichen kognitiver Funktionen, zeigen schizophrene Patienten dennoch in zahlreichen Untersuchungen verminderte Leistungen im Vergleich zu Kontrollprobanden, die nicht alleine auf familiäre oder Umgebungseinflüsse zurückführbar sind (Aylward et al. 1984). Wie Aylward et al. (1984) und Green (1998) ausführen, kann diese Intelligenzminderung bei schizophrenen Patienten entweder als ein vermittelnder Faktor oder als Zeichen der schizophrenen Prädisposition gesehen werden. Die erste Interpretation legt zu Grunde, dass Personen mit hoher Intelligenz besser mit psychischen Stressoren, die eine Schizophrenie auslösen können, umgehen. Die zweite Erklärungsmöglichkeit fasst das Intelligenzdefizit als allgemeinen Ausdruck der genetischen Prädisposition und/oder einer frühen Hirnentwicklungsstörung auf.

Bisher wurden geminderte kognitive Fähigkeiten bei schizophrenen Patienten in einzelnen Teilbereichen dargestellt. Allerdings ist meist das gesamte Spektrum kognitiver Leistungen betroffen, wie eine im Anschluss dargestellte Untersuchung exemplarisch belegt. Cannon et al. (1994) erfassten die kognitiven Leistungen in vielen Teilbereichen, nämlich in Bezug auf Abstraktion, Aufmerksamkeit, räumliche Fähigkeiten, verbales und räum-

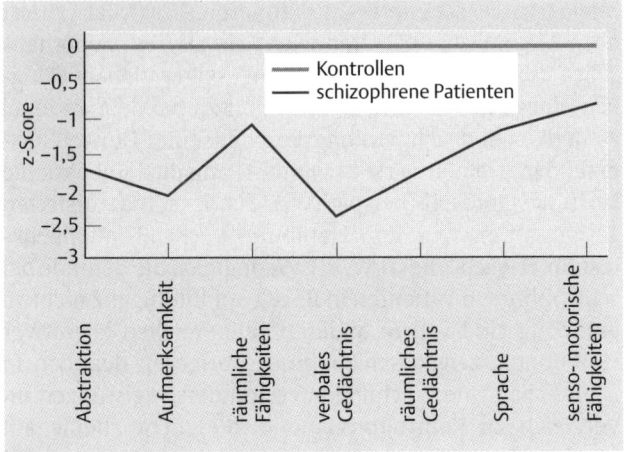

Abbildung 8 Vergleich der so genannten z-Scores (für Probanden gleich 0 gesetzt) zwischen Gesunden als Kontrolle (n=31) und akut schizophren Erkrankten, die zum Untersuchungszeitpunkt Neuroleptika-frei waren (modifiziert nach Cannon et al. 1994)

liches Gedächtnis, sensomotorische Leistungsfähigkeit sowie sprachliche Fertigkeiten. Die Ergebnisse dieser Untersuchung sind in Abb. 8 dargestellt. Wie zu sehen ist, besteht ein generell vermindertes Leistungsvermögen, das eine gewisse Betonung in den Bereichen Aufmerksamkeit und verbales Gedächtnis aufweist. Dieselben Patienten wurden nach Remission und unter Therapie mit typischen Neuroleptika nachuntersucht (Abb. 9); es wird deutlich, dass typische Neuroleptika keine eindeutige Wirkung auf die geprüften kognitiven Fähigkeiten zeigen. Diese bleiben weiterhin nahezu in gleichem Umfang reduziert.

Somit kann als Zwischenfazit festgehalten werden: Schizophrene Patienten zeigen ein generell vermindertes

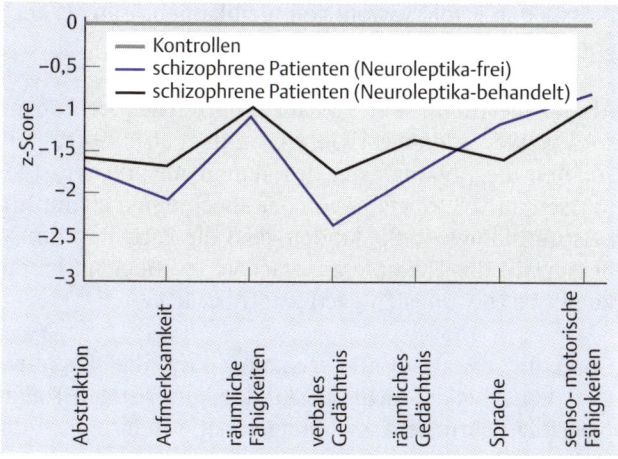

Abbildung 9 Vergleich Gesunde (Kontrolle) mit schizophrenen Patienten (Neuroleptika-frei) und diesen Patienten nach 2 bis 4 wöchiger Neuroleptika-Behandlung (modifiziert nach Cannon et al. 1994)

kognitives Leistungsvermögen, das meist sowohl im akuten Krankheitsstadium als auch in Remission evident ist. Kurzfristige Pharmakotherapie mit konventionellen Neuroleptika verbessert diese kognitiven Defizite nicht.

Die Kenntnis der bei schizophrenen Patienten vorliegenden kognitiven Beeinträchtigungen führt zu der Frage, wie sich diese nun auswirken. Laut Sachs (2000) sind kognitive Defizite für die psychosoziale Rehabilitation und den Krankheitsverlauf von großer Bedeutung. Kognitive Beeinträchtigungen vermindern die soziale Reintegrationsfähigkeit des Patienten, sie stellen Prädiktoren auch für die Symptomatik dar. Patienten mit kognitiven Defiziten weisen insbesondere eine deutliche Negativsymptomatik auf. Ausgeprägte kognitive Störungen beeinträchtigen massiv den Erfolg sowohl von medikamentösen als auch von psychosozialen Interventionen.

Als Beispiel für diese zuletzt aufgeführten Beobachtungen sei auf zwei Studien verwiesen. Smith et al. (1992) untersuchten die Abhängigkeit des akuten Ansprechens (gemessen nach 3 Wochen) von der allgemeinen kognitiven Leistungsfähigkeit. Sie fanden, dass die Patienten um so besser auf die Therapie ansprachen, je höher initial die kognitive Leistungsfähigkeit war (Abb. 10).

Goldman et al. (1993) zeigten, dass die kognitive Leistungsfähigkeit nicht nur auf den kurzfristigen Therapieerfolg deutliche Auswirkungen hat, sondern auch die

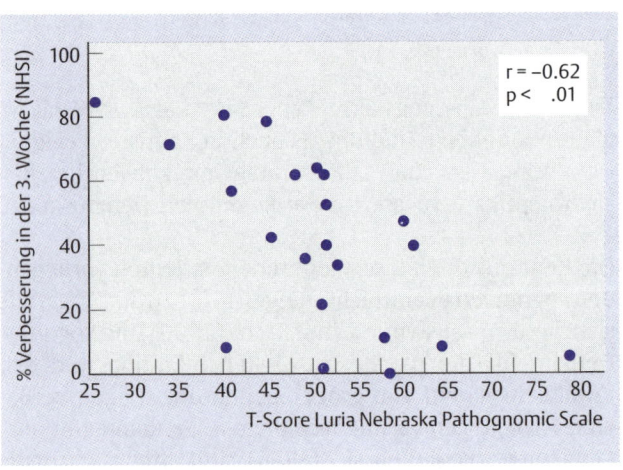

Abbildung 10 Zusammenhang zwischen der prozentualen Verbesserung im New Heaven Schizophrenia Index (NHSI) und einem allgemeinen Maß für die kognitive Leistungsfähigkeit, der Luria Nebraska Pathognomonic Scale (modifiziert nach Smith et al. 1992)

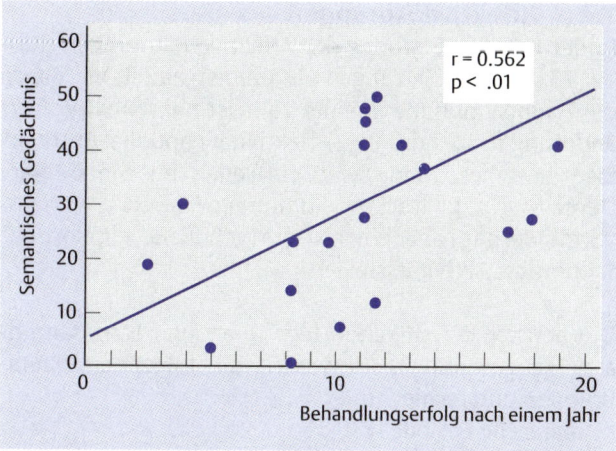

Abbildung 11 Zusammenhang zwischen semantischem Gedächtnis und Behandlungserfolg nach einjährigem Beobachtungszeitraum (modifiziert nach Goldman et al. 1993)

Langzeitprognose determiniert. In dieser Untersuchung wurde die Leistungsfähigkeit im semantischen Gedächtnis in Beziehung gesetzt zur Prognose, die nach einem Jahr mit Hilfe einer Psychopathologie-Skala gemessen wurde. Wie aus Abb. 11 ersichtlich, besteht ein hoher Zusammenhang zwischen guter kognitiver Leistungsfähigkeit und Therapieoutcome nach einem Jahr.

1.2 Affektive Störungen

In der Krankheitsgruppe der Affektiven Störungen (ICD-10: F3) werden Störungen zusammengefasst, bei denen die Hauptsymptome in einer zumeist phasenhaften Veränderung der Stimmung (Affektivität) und der Antriebslage bestehen, und zwar entweder im Sinne einer Depression (gedrückte Stimmung, meist Antriebsverminderung) oder einer Manie (gehobene, euphorische Stimmung, Aktivitätssteigerung).

Die heutige Klassifikation fügt Quer- und Längsschnittaspekte zusammen. Es werden die folgenden Hauptgruppen unterschieden:

- manische Episode (F30)
- bipolare affektive Störung (F31)
- depressive Episode (F32)
- rezidivierende depressive Störungen (F33)

Ca. 50 % der affektiven Störungen rezidivieren. Kommen im Verlauf der Erkrankung ausschließlich depressive Episoden vor, wird von einer rezidivierenden depressiven Störung (F33) gesprochen. Kommen mindestens zwei manische, mindestens eine manische (oder submanische) und eine depressive Episode vor, liegt eine bipolar affektive Störung (F31) vor.

Im ICD-10 nicht explizit klassifiziert, aber von klinischer Wichtigkeit ist die Unterscheidung in Bipolar-I- bzw. Bipolar-II-Erkrankte. Bei der letzten Gruppe treten ausschließlich hypomanische Episoden neben den depressiven Episoden auf, bei Bipolar-I-Erkrankten in erster Linie vollständig ausgeprägte manische Episoden. Mit zunehmender Zahl rein depressiver Episoden wird die Wahrscheinlichkeit, dass sich noch eine bipolare affektive Erkrankung entwickelt, immer geringer.

Daneben wird im DSM-IV (American Psychiatric Association 1994) noch das so genannte „Rapid Cycling" (ca. 5-15 % der bipolar affektiv Erkrankten sind hiervon betroffen) unterschieden; hierbei müssen mindestens vier Episoden einer affektiven Störung in den vergangenen 12 Monaten vorliegen.

Diagnostik

Das klinische Bild ist im Querschnitt durch das Vorliegen einer manischen oder depressiven Episode gekennzeichnet, im Längsschnitt (s.o.) durch das ausschließliche Vorliegen von manischen (und/oder submanischen) Episoden (sehr selten) oder dem Wechsel von manischen und depressiven Episoden (beide Varianten als bipolar affektive Störung bezeichnet) oder dem ausschließlichen Vorkommen von depressiven Episoden (rezidivierende depressive Störung).

Bei der *manischen Episode* werden drei Schweregrade unterschieden: Hypomanie (F30.0), Manie ohne psychotische Symptome (F30.1) und Manie mit psychotischen Symptomen (F30.2). Wichtig ist, dass die genannten Kategorien nur verwendet werden dürfen, wenn eine einzelne manische Episode vorliegt. Falls andere depressive, manische, hypomanische oder gemischte Episoden bekannt sind, muss nach ICD-10 eine bipolare affektive Störung (F31) diagnostiziert werden.

Hypomanie (F30.0): Leichtere Ausprägung der Manie (F30.1). Anhaltende (wenigstens für einige Tage hintereinander) leicht gehobene Stimmung mit Wohlbefinden, gesteigertem Antrieb und Aktivität; häufig vermindertes Schlafbedürfnis; Konzentration und Aufmerksamkeit können vermindert sein, Halluzinationen und/oder Wahn sind nicht vorhanden. Die Stimmungsanhebung ist deutlicher als bei der Zyklothymia (F34.0), aber nicht so ausgeprägt wie bei der Manie (F30.1).

Manie ohne psychotische Symptome (F30.1): vorwiegend gehobene, expansive oder gereizte Stimmung für mindestens eine Woche mit gesteigerter Aktivität, Ruhelosigkeit, Gesprächigkeit („Rededrang"). Häufig Ideenflucht, manchmal subjektiv als Gedankenrasen wahrgenommen, Verlust normaler sozialer Hemmung (unangemessenes Verhalten), Selbstüberschätzung, leichtsinniges Verhalten, gesteigerte Libido.

Die Differenzialdiagnose zwischen Hypomanie und Manie gestaltet sich mitunter schwierig. Bei der Hypomanie ist die Stimmungslage für den Außenstehenden eher ansteckend, erheiternd und amüsant, sie wird häufig als nicht krankhaft beurteilt. Bei der Manie ist durch die meist in den Vordergrund tretende Expansion und Gereiztheit selbst bei Fehlen psychotischer Symptome der Krankheitscharakter eindeutig.

Manie mit psychotischen Symptomen (F30.2): Wie F30.1, aber mit Wahn und/oder Halluzinationen, die aber nicht typisch schizophrenen Symptomen entsprechen dürfen (wie z. B. bizarre Wahngedanken, kommentierende Stimmen). Häufige Wahnformen sind Größen-, Liebes-, Beziehungs- oder Verfolgungswahn. An der fünften Stelle kann noch klassifiziert werden, ob die psychotischen Symptome

▶ synthym (=stimmungskongruent, z. B. Größenwahn, Halluzinationen z. B. im Sinne von besonderer Bedeutung für den Betroffenen) oder
▶ parathym (=stimmungsinkongruent, z. B. Verarmungswahn, aber auch affektiv neutrale Wahngedanken oder

Tabelle 6

**Häufigkeit typischer Symptome bei Manien
(nach Winokur et al. 1969)**

Symptom	Häufigkeit (%)
Irritierbarkeit	100
Rededrang	99
Euphorie	98
Labilität	95
Ideenflucht	93
Insomnie	90
Größenideen	86
Reizbarkeit	85
Feindseligkeit	83
Extravaganz	69
Depression	68
Tagesschwankungen	67
Depression nach der Manie	52
Wahnideen in irgendeiner Form	48
erhöhter Alkoholkonsum	42
gesteigerte Libido	32
akustische Halluzinationen	21
Promiskuität	11
Suizidgedanken	7

Halluzinationen, z. B. - nach ICD-10 - ein Beziehungs-
wahn ohne das Thema von Schuld oder Anklage, oder
Stimmen, die zu dem Patienten von Ereignissen ohne
besondere emotionale Bedeutung sprechen) sind.

So ergibt sich die Diagnose Manie mit synthymen psychotischen Symptomen (F30.20) bzw. Manie mit parathymen psychotischen Symptomen (F30.21).
Tab. 6 gibt die häufigsten manischen Symptome wieder.

In einigen Fällen besteht auch eine Mischung oder ein rascher Wechsel von manischen, hypomanischen oder depressiven Symptomen; dies wird als gemischte Episode bezeichnet. Eine depressive Stimmung kann z.B. simultan tage- oder wochenlang von Überaktivität und Rededrang begleitet sein.
Im ICD-10 werden die Symptome, die bei einer *depressiven Episode* vorliegen müssen, in Hauptsymptome, andere häufige Symptome und Symptome, die typisch sind für ein somatisches Syndrom, eingeteilt. Daneben wird auch noch beurteilt, ob psychotische Symptome vorliegen oder nicht. Die Symptommuster müssen für mindestens 2 Wochen (Zeitkriterium) vorliegen.

Hauptsymptome: gedrückte Stimmung, mangelndes Interesse, Freudlosigkeit (Anhedonie), Verminderung des Antriebs.

Andere häufige Symptome: verminderte Konzentration und Aufmerksamkeit, vermindertes Selbstwertgefühl und Selbstvertrauen, Schuldgefühle und Gefühle von Wertlosigkeit, negative und pessimistische Zukunftsperspektiven, Suizidgedanken, erfolgte Selbstverletzung oder Suizidhandlungen, Schlafstörungen, verminderter Appetit.

Merkmale für ein somatisches Syndrom: Interesseverlust oder Verlust der Freude an normalerweise angenehmen Aktivitäten, mangelnde Fähigkeit, auf eine freundliche Umgebung oder freudige Ereignisse emotional zu reagieren, frühmorgendliches Erwachen (2 oder mehr Stunden vor der gewohnten Zeit), Morgentief, der objektive Befund einer psychomotorischen Hemmung oder Agitiertheit, deutlicher Appetitverlust, Gewichtsverlust (>5 % des Körpergewichts im vergangenen Monat), deutlicher Libidoverlust.

Schlafstörungen sind das häufigste depressive Symptom überhaupt. Insbesondere das Früherwachen mit der häufig vorhandenen Grübelneigung stellt eine besondere suizidale Gefährdung dar.

Psychotische Symptome (synthym oder parathym, s. u.): Wahnideen (synthym: Versündigung, Verarmung, Nihilismus) und/oder Halluzinationen (akustisch/synthym: diffamierende und/oder anklagende Stimmen; olfaktorisch/synthym: Verwesungsgeruch).

Psychomotorik: Agitiertheit oder Hemmung.
Schwere psychomotorische Hemmung kann sich bis zum depressiven Stupor steigern, währenddessen eine Kontaktaufnahme mit dem Patienten nahezu nicht mehr möglich ist. Ein solcher depressiver Stupor stellt vor allem wegen der damit verbundenen Nahrungsverweigerung eine vitalbedrohliche Situation dar und erfordert sofortiges therapeutisches Handeln.

Nach den genannten Symptomen kann gemäß ICD-10 eine Schweregradeinteilung vorgenommen werden. Zu Grunde gelegt sind die ICD-10 Forschungsdiagnosekriterien (WHO 1994), die nicht vollständig mit den ICD-10-Kriterien übereinstimmen, aber eindeutiger in der Zuordnungsgenauigkeit sind.

Leichte depressive Episode ohne somatisches Syndrom (F32.00): mindestens 2 typische und 1 bis 4 andere häufige Symptome, wobei keines besonders schwer ausgeprägt sein sollte. Mindestens 2 Wochen Dauer. Schwierigkeiten, die normale Berufstätigkeit und soziale Aktivitäten aufrecht zu erhalten, der Patient gibt diese aber nicht vollständig auf.

Leichte depressive Episode mit somatischem Syndrom (F32.01): wie F32.00 und zusätzlich mindestens 4 somatische Symptome.

Mittelgradige depressive Episode ohne somatisches Syndrom (F32.10): Mindestens 2 typische und 1 bis 6 andere häufige Symptome. Einige Symptome sollten besonders ausgeprägt sein oder es wird die Mindestanzahl überschritten. Mindestdauer 2 Wochen. Der Patient kann seine Aktivitäten nur unter erheblichen Schwierigkeiten fortsetzen.

Mittelgradige depressive Episode mit somatischem Syndrom (F32.11): wie F32.10 und zusätzlich mindestens 4 somatische Symptome.

Schwere depressive Episode ohne psychotische Symptome (F32.2): Alle 3 typischen Symptome und 1 bis 6 andere häufige Symptome, einige besonders schwer. Besonders agitierte oder gehemmte Patienten können häufig nicht alle Symptome detailliert beschreiben, in einem solchen Fall ist eine Gesamteinschätzung notwendig. Bei der schweren depressiven Episode wird nicht mehr der somatische Subtyp zusätzlich unterschieden, da die hierfür notwendigen mindestens 4 somatischen Symptome in der Regel vorliegen.

Tabelle 7

Häufigkeit typischer Symptome bei depressiven Episoden (nach Winokur et al. 1969)

Symptom	Häufigkeit (%)
Insomnie	100
traurige Verstimmung	100
Weinerlichkeit	94
schlechte Konzentration	91
Suizidgedanken	82
Müdigkeit	76
Reizbarkeit	76
psychomotorische Verlangsamung	76
Appetitmangel	66
Tagesschwankungen	64
Hoffnungslosigkeit	51
Gedächtnisstörungen	35
Wahnideen	33
Selbstmordversuche	15
akustische Halluzinationen	6

Schwere depressive Episode mit psychotischen Symptomen (F32.3): Wie F32.2, jedoch mit Wahnideen (typisch: hypochondrischer/nihilistischer Wahn, Verarmungs-/Versündigungs-/Skrupulentenwahn), Halluzinationen oder depressiver Stupor. Je nachdem, ob die psychotischen Symptome synthym (= stimmungskongruent, z. B. Verarmungswahn, Krankheitswahn, anklagende Stimmen) oder parathym (= stimmungsinkongruent, z. B. Beziehungswahn, affektiv neutrale Stimmen) sind, wird noch die schwere depressive Episode mit synthymen psychotischen Symptomen (F32.30) von jener mit parathymen psychotischen Symptomen (F32.31) unterschieden.

Einen Überblick über die Häufigkeit depressiver Symptome gibt Tab. 7.

Herausragende Bedeutung kommt dem Symptom Suizidalität zu. Zum Suizid kommt es bei ca. 15 % der Patienten mit schweren rezidivierenden depressiven Episoden. Daneben können auch die wesentlich häufigeren Suizidversuche zu Dauerschäden (suizidal motivierte Verkehrsunfälle, Vergiftungen z. B. durch Medikamente, Strangulation) führen. Diese ausgeprägt hohe Mortalität sollte jeden Arzt dazu verpflichten, depressive Patienten bei jedem Kontakt nach Suizidgedanken einfühlsam, aber aktiv zu explorieren. Es ist eine falsche Annahme, dass das Fragen nach Suizidgedanken erst solche oder gar einen Suizidversuch auslösen würde. Es sollte auch versucht werden, Anhaltspunkte dafür zu finden, wie konkret die Suizidalität ausgeprägt ist (Todesgedanken, -sehnsucht, Suizidgedanken, -vorbereitungen).

Bis zu einem Jahr nach Diagnosestellung sind folgende Faktoren mit einem Suizid überzufällig häufig assoziiert: schwere Anhedonie (Freudlosigkeit), Insomnie, Konzentrationsdefizite sowie komorbide Panikattacken oder Substanzmissbrauch. Insbesondere im Rahmen einer abklingenden Depression bei nachlassender Hemmung und (zunächst noch) weiter bestehender verzweifelter Stimmung besteht erhöhte suizidale Gefährdung.

Epidemiologie

Die wichtigsten epidemiologischen Daten sind in Tabelle 8 zusammengefasst.

Risikofaktoren (für das Entstehen bipolarer affektiver Störungen nach dem Auftreten depressiver Episoden) sind:

▶ Die erste depressive Episode wird während der Adoleszenz durchgemacht.

▶ Die depressive Episode ist schwer und weist auch psychotische Züge auf.

▶ Psychomotorische Hemmung und Hypersomnie sind führende Symptome bei den depressiven Episoden.

▶ Positive Familienanamnese für bipolare Erkrankungen, besonders wenn diese in mehreren Generationen auftreten.

▶ Der Patient wird nach medikamentöser Intervention hypoman.

Tabelle 8

Zusammenfassung der wichtigsten epidemiologischen Daten der rezidivierenden affektiven Störungen

	Lebenszeit-prävalenz (%)	Punkt prävalenz (%)
bipolare affektive Störung	1 % (Männer = Frauen)	0,4 % (Männer = Frauen)
rezidivierende depressive Störung	Männer: 7-12 % Frauen: 20-25%	Männer: 2-3 % Frauen: 5-9 %

Besondere Risikofaktoren für das Entstehen rezidivierender depressiver Störungen sind:

▶ vorangegangene depressive Episode

▶ positive Familiengeschichte (besonders Erstgradverwandte) für depressive Störungen

▶ Suizidversuche in der Vorgeschichte

- weibliches Geschlecht
- Ersterkrankungsalter jünger als 40 Jahre
- postpartaler Status
- Komorbidität mit körperlichen Erkrankungen (Parkinson, Demenz, Schlaganfall, Diabetes, KHK, Karzinom)
- keine Unterstützung durch soziale Kontakte
- „Life-events", also traumatisierende Lebensereignisse im Sinne von Stressoren, vorausgegangene depressive Episode(n)
- Alkohol- oder Drogenabusus

Ätiologie

Bipolare affektive Störung

Wie bei der rezidivierenden depressiven Störung (s.u.) wird ein multifaktorieller Erklärungsansatz postuliert, der im Wesentlichen genetische, neurobiologische, psychologische und Umweltfaktoren umfasst (siehe Tabelle 9). Unter neurobiologischen Faktoren werden in erster Linie Alterationen zentraler Neurotransmitter wie Noradrenalin, Serotonin, Dopamin und Acetylcholin sowie des „second messengers" Phosphatidylinositol neben Schilddrüsenfunktionsänderungen diskutiert.

Rezidivierende depressive Störung

Auch die Ätiologie der rezidivierenden depressiven Störung wird als multifaktoriell betrachtet, wobei vor allem genetische, neurobiologische und Umweltfaktoren sowie psychologische Erklärungsmodelle angeführt werden (Tabelle 9). Die neurobiologischen Hypothesen konzentrieren sich auf die Amindefizithypothese (Noradrenalin-/Serotonin-Mangel-Hypothese) bzw. das Konzept der

Tabelle 9

Ätiologie affektiver Störungen

	bipolar affektive Störung	rezidivierend depressive Störung
Genetik		
Konkordanzrate eineiiger Zwillinge	80 %	50 %
Erkrankungsrisiko bei einem kranken Elternteil	20 %	10 %
Neurobiologische Faktoren	Noradrenalin↑ (Serotonin/Dopamin) Phosphatidylinositol Kindling	Amindefizithypothese (Noradrenalin u./o. Serotonin) Hypothalamus-Nebennieren-rinde-Dysfunktion gestörte Chronobiologie
Psychosoziale Faktoren	?	Life-events
Psychologische Theorien	?	psychodynamisch, behavioral, kognitiv, interpersonell

Tabelle 10

Verlaufscharakteristika der bipolaren affektiven und der rezidivierend depressiven Störung

	bipolar affektive Störung	rezidivierend depressive Störung
mittleres Erkrankungsalter	18 Jahre	27 Jahre
Frequenz der Krankheitsepisoden	häufig (10 Episoden bis zum 65. Lebensjahr)	seltener (4-6 Episoden bis zum 65. Lebensjahr)
Häufigkeit psychotischer Symptome	häufig	selten
durchschnittliche Phasenlänge	Manie: 4 Monate	Depression: 6-8 Monate

Dysbalance verschiedener Neurotransmitter (cholinerg-aminerge Dys- oder Imbalance). Besonders bei Patienten mit Suizidalität und damit assoziierter gesteigerter Impulsivität und Aggressivität scheint ein alteriertes Serotoninsystem vorzuliegen.

Verlauf

Die wichtigsten Verlaufscharakteristika der rezidierenden depressiven Störung und der bipolaren affektiven Störung sind in Tabelle 10 zusammengefasst.

Behandlung

Die Behandlung der *manischen Episode* erfolgt in erster Linie medikamentös. Für manische Episoden liegen keine Daten aus kontrollierten Studien für die Wirksamkeit von psychotherapeutischen Interventionen vor. Zum Einsatz von Risperidon bei therapieresistenter akuter Manie, dysphorischer Manie sowie manischen Symptomen im Rahmen von AIDS siehe Kapitel 3.2.

Bei leichten Formen ist eine rasche Lithium-Aufdosierung (Ziel: Blutplasmaspiegel von 1,0 mmol/l), bei schweren Formen hochpotente Neuroleptika (z. B. Haldol 10-20 [30] mg/die), eventuell kombiniert mit Benzodiazepinen angezeigt. Bei Nicht-Komplianz auch parenteral oder als Kurz-Depot-Injektion. Auch eine rasche Zugabe von Lithium zur Wirksamkeitsverstärkung wird von einigen Autoren empfohlen.

Ca. 20-40 % der Patienten sind Lithium-Non-Responder. Diese sollten mit Carbamazepin (1000-1200 mg/die, Blutplasmaspiegel 6-12 mg/ml) oder Valproinsäure (500-1000 mg/die, Blutplasmaspiegel 50-150 mg/ml) behandelt werden, wobei letztgenannte Substanz keine Zulassung für diese Indikation in Deutschland besitzt. Bei Rapid-Cyclern, dem Vorliegen gemischter Episoden oder gleichzeitigem

Substanzmissbrauch/-abhängigkeit erhöht sich der Lithium-Non-Responder-Anteil auf bis zu 80 %. Bei komorbidem Substanzmissbrauch/-abhängigkeit empfiehlt sich die parallele Behandlung beider Störungen.

Ausgeprägt manische Episoden müssen wegen des meist vorhandenen erheblich selbstschädigenden sozialen Verhaltens häufig stationär behandelt werden, wobei die Hospitalisierung wegen der in der Regel nicht gegebenen Krankheitseinsicht der Patienten und der damit verbundenen Einschränkung des Expansionsdranges sehr problematisch sein kann, sodass Betreuungs- und/oder Unterbringungsverfahren nicht immer zu vermeiden sind.

Die Depressionsbehandlung umfasst folgende Methoden:
- psychotherapeutisches Basisverhalten, stützende ärztliche Gespräche
- biologische Therapieverfahren
  Pharmakotherapie (Antidepressiva)
  Schlafentzugsbehandlung
  Lichttherapie
  Elektrokrampftherapie
- psychologische Therapieverfahren
  kognitive Verhaltenstherapie
  interpersonale Therapie
  psychodynamisch-tiefenpsychologische Therapie
  Partner-/Familientherapie
  psychosoziale Interventionen (Angehörige, Hilfen).

Bevor entschieden wird, welche Therapiemaßnahme(n) zur Anwendung gelangen soll(en), muss auch festgelegt werden, ob eine ambulante oder stationäre Behandlung erfolgen soll.

Indikationen für eine stationäre Behandlung sind:
- Gefahr einer Suizidhandlung

- psychotische Depression
- allein stehende Patienten, besonders in höherem Lebensalter
- längere, ergebnislose ambulante Behandlung.

Biologische Therapieverfahren

Das wichtigste Element der Depressionstherapie sind die *Antidepressiva*. Etwa 60 bis 70 % der an einer depressiven Episode erkrankten Patienten sprechen auf das erste in adäquater, d. h. ausreichend hoher, Dosis gegebene Antidepressivum an. Falls der Patient bereits einmal mit einem bestimmten Antidepressivum erfolgreich behandelt worden ist, sollte dieses Antidepressivum, falls keine Kontraindikationen vorliegen, wiederum gegeben werden.

Einen Sonderfall der Behandlung stellen wahnhafte Depressionen (im ICD-10 als schwere depressive Episode mit psychotischen Symptomen, F32.3, bezeichnet) dar. Bei dieser Form der Depression hat sich die simultane Gabe von Antidepressiva und Neuroleptika (so genannte Zweizügeltherapie) bewährt.

1.3 Demenzen

Unter den ätiologisch uneinheitlichen demenziellen Syndromen werden organisch bedingte Beeinträchtigungen kognitiver Funktionen (wie z.B. Gedächtnis, Denken, Orientierung, Auffassung, Rechnen, Lernfähigkeit, Sprache, Urteilsvermögen) bei ungestörtem Bewusstsein verstanden.

Im Rahmen dieses Kapitels soll ausschließlich auf die Demenz vom Alzheimer-Typ (DAT) und die Demenz vom vaskulären Typ (DVT), die zusammen bei weitem die meisten Fälle demenzieller Erkrankungen ausmachen, eingegangen werden. Eine Häufigkeitsverteilung der unterschiedlichen Demenzformen ist in Abbildung 12 dargestellt.
In Tabelle 11 sind diese demenziellen Erkrankungen gemäß ICD-10 mit ihren Unterformen zusammengestellt.

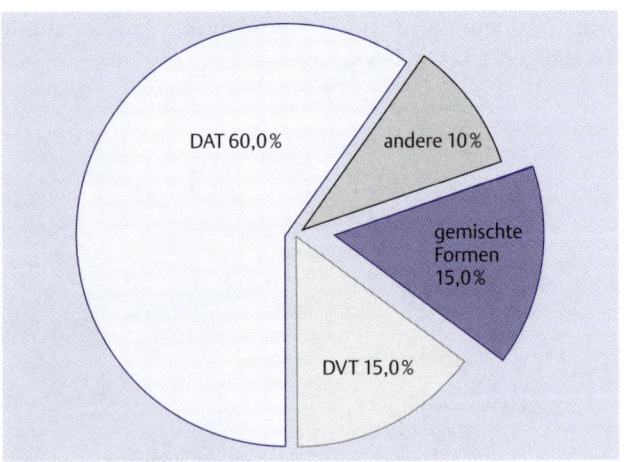

Abbildung 12 Häufigkeit der unterschiedlichen Demenzformen (DAT=Demenz vom Alzheimer-Typ, DVT=Demenz vom vaskulären Typ)

Tabelle 11

Diagnostische Klassifikation der Demenz vom Alzheimer-Typ und vom vaskulären Typ nach ICD-10

F00	Demenz bei Alzheimer-Erkrankung
F00.0	Demenz bei Alzheimer-Erkrankung mit frühem Beginn
F00.1	Demenz bei Alzheimer-Erkrankung mit spätem Beginn
F00.2	Demenz bei Alzheimer-Erkrankung, atypische oder gemischte Form

F01	Vaskuläre Demenz
F01.0	vaskuläre Demenz mit akutem Beginn
F01.1	Multiinfarktdemenz (vorwiegend kortikal)
F01.2	subkortikale vaskuläre Demenz
F01.3	gemischte (kortikale und subkortikale) vaskuläre Demenz

Die fünfte Stelle beschreibt das klinische Erscheinungsbild einer Demenz mit zusätzlichen Symptomen:

.x0	ohne zusätzliche Symptome
.x1	andere Symptome, vorwiegend wahnhaft
.x2	andere Symptome, vorwiegend halluzinatorisch
.x3	andere Symptome, vorwiegend depressiv
.x4	andere gemischte Symptome

Diagnostik

Die Hauptmerkmale einer Demenz vom Alzheimer-Typ oder vom vaskulären Typ sind die allgemeinen Demenz-kriterien, wie sie in Tabelle 12 dargestellt sind.

Die in Tabelle 12 zusammengefassten Symptome führen in der Regel zu einer erheblichen Beeinträchtigung im täglichen Leben, häufig auch zu Pflegebedürftigkeit. Ein Frühsymptom stellt die Beeinträchtigung des Gedächt-nisses dar, vor allem des Kurzzeitgedächtnisses. Bei längerem Bestehen wird auch das Langzeitgedächtnis betroffen, zudem stellt sich eine Desorientiertheit zu Zeit und Ort, später auch zur Situation und schließlich selbst zur eigenen Person ein. Hinzu kommen unterschiedliche allgemeinmedizinische und neurologische Störungen wie Inkontinenz, aphasische und/oder apraktische Störungen, später ein allgemeiner körperlicher Verfall.

Ein besonderes Problem stellen Verhaltensstörungen dar, die bei einem Großteil der Patienten auftreten und sich durch Misstrauen und Zurückgezogenheit, häufig aber auch in Aggressivität und Unruhezuständen äußern. Diese Symptome schränken die Lebensqualität und Pflege-möglichkeiten dementer Patienten zusätzlich massiv ein.

Für eine zuverlässige Diagnose müssen die genannten Symptome für mindestens sechs Monate bestanden ha-ben und die wichtigsten Differenzialdiagnosen (Delir, In-toxikation, Medikationseffekte, depressive Störung) müssen ausgeschlossen sein.

Tabelle 12

**Diagnostische Leitlinien eines Demenzsyndroms
(nach Reischiess 1996)**

Störungen der kognitiven Leistungen
in mehr als einem Gebiet, die alltägliche Funktionen bzw.
Sozialkontakte beeinträchtigen

Gedächtnisstörung
gestört sind Merkfähigkeit, der Abruf aus dem
Altgedächtnis sowie Orientierung

Sprachstörung (Aphasie)
gestört sind Benennen, Wortfindung, Satzbau,
Sprachverständnis, Schreiben und Lesen

Motorische Störung (Apraxie)
gestört sind Handlungen bzw. Handlungsfolgen, Gesten
und speziell Zeichnen – trotz ungestörter Beweglichkeit
und Kraft

Wahrnehmungsstörungen (Agnosie)
gestört sind das Erkennen bzw. Identifizieren von Objekten
und Gesichtern oder Geräuschen und Klängen, sowie
visuell-räumliche Beziehungen
weitere kognitive Störungen betreffen Abstraktion,
logisches Denken, Urteilsbildung sowie Planung

Wesensänderung
verändert sind zuvor charakteristische Reaktions- und
Erlebensweisen, speziell Abstumpfung bis zur Apathie oder
Enthemmung. Dazu kommt eine Störung der
Krankheitseinsicht und der Affektkontrolle

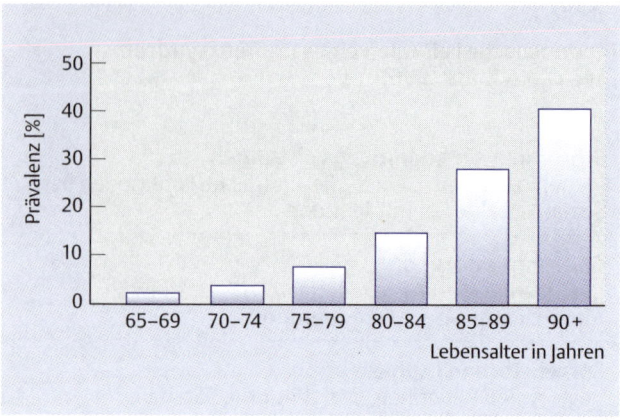

Abbildung 13 Prävalenz von DAT und DVT in Abhängigkeit vom Lebensalter

Epidemiologie

Die DAT und DVT sind außerordentlich häufige Erkrankungen mit exponentiellem Anstieg der Inzidenz- und Prävalenzraten mit zunehmendem Alter (Abbildung 13). Die Lebenserwartung der Betroffenen ist im Mittel um sieben bis acht Jahre verkürzt.

Ätiologie

Die Ätiologie der *DAT* geht von einer Beteiligung genetischer Faktoren aus, hierbei liegt am ehesten ein multifaktorieller Vererbungsmodus vor.

Unter den pathobiochemischen Hypothesen dominiert die Annahme eines cholinergen Defizits im Gehirn, zurückgehend auf eine Schädigung des cholinergen Systems des basalen Vorderhirns. Aber auch andere Transmittersysteme (Noradrenalin, Serotonin, Glutamin, GABA) sind betroffen, sodass einige Autoren von einer „Multitransmitter-Erkrankung" sprechen. Neuropathologisch dominiert eine Verminderung der Neuronenpopulationen im Hippocampus, in der Amygdala sowie in temporoparietalen und frontalen Kortexarealen. Beweisend für eine DAT sind die nur postmortal feststellbaren neurofibrillären Bündel und die amyloiden Plaques.

Die *DVT* ist durch Mikro- und/oder Makroangiopathien zerebraler Gefäße bedingt, bei der Makroangiopathie sind neurologische Herdsymptome vorherrschend.

Verlauf

Der Verlauf der Demenzen ist in der Regel progredient. Bei der DAT tritt der Tod im Mittel nach einer Erkrankungsdauer von 5 bis 10 Jahren ein.

Behandlung

Die Therapie verbindet soziale und psychologische Betreuungsansätze (etwa Milieutherapie, Training der Realitätsorientierung, Verhaltenstherapie zum Erhalt und zur Wiedererlangung einfacher Fähigkeiten, optimale Pflege) mit medikamentösen Therapieansätzen. In Bezug auf die medikamentöse Therapie kommen bei der DAT in erster Linie Acetylcholinesterase-Hemmer zur Antagonisierung des cholinergen Defizits zum Einsatz. Einen zusätzlichen Mechanismus beinhaltet die Substanz Galantamin, die über eine Modulation der nikotinischen Rezeptoren eine vermehrte Acetylcholinausschüttung bewirkt. Bei der DVT sind die allgemeinen Risikofaktoren für Gefäßerkrankungen zu therapieren, insbesondere die arterielle Hypertonie, Diabetes mellitus und Herzrhythmusstörungen. Bei zu Grunde liegender Makroangiopathie wirken 100 bis 300 mg Acteylsalicylsäure pro Tag prophylaktisch gegen weitere zerebrale Ischämien.

1.4 Kinder- und jugendpsychiatrische Störungen

Die vielfältigen Diagnosen im Bereich der Kinder- und Jugendpsychiatrie sind für den vorrangig mit Erwachsenen arbeitenden Nervenarzt häufig verwirrend. Da mit Risperidon zu einigen umschriebenen kinder- und jugendpsychiatrischen Erkrankungen Erfahrungen vorliegen, sollen diese im Folgenden etwas näher erläutert werden. Diese Störungen sind im einzelnen:

▶ Autismus (F84)
▶ Störungen des Sozialverhaltens (ICD-10: F91)
▶ Ticstörungen (F95)

sowie juvenile Formen der Schizophrenie und einige affektive Störungen. Die Darstellung dieser Störungen erfolgt in enger Anlehnung an Übersichten von Blanz (2001a, b, c).

1.4.1 Autismus

Diagnostik

Die Gruppe der autistischen Syndrome ist durch ein qualitativ beeinträchtigtes Interaktions- und Kommunikationsmuster gekennzeichnet. Das vollständig ausgeprägte klinische Bild ist beim frühkindlichen Autismus gegeben; beim Atypischen Autismus und beim Asperger-Syndrom sind nur Syndromanteile vorhanden. Die Autistischen Syndrome werden in folgende Subformen eingeteilt:

▶ Frühkindlicher Autismus (F84.0, Kanner-Syndrom); Vollbild der Störung (s.o.) mit qualitativ eingeschränkter sozialer Interaktion und Kommunikation mit eingeschränkten sowie stereotypen Verhaltensmustern bei umfassendem Entwicklungsrückstand; Beginn vor dem dritten Lebensjahr.

▶ Atypischer Autismus (F84.1); wie der frühkindliche Autismus (s.o.), aber Beginn nach dem dritten Lebensjahr oder Fehlen eines oder zweier der oben aufgeführten Symptome.

▸ Asperger-Syndrom (F84.5; schizoide Störung im Kindesalter); bei beeinträchtigten Interaktions-, Interesse- und Verhaltensmustern ist hier die allgemeine kognitive Leistungsfähigkeit altersentsprechend.

Das klinische Bild ist durch folgende Charakteristika bestimmt: Die *qualitativ beeinträchtigten sozialen Interaktionen* zeigen sich an der Unfähigkeit zu Gleichaltrigen adäquate Kontakte (auch Blickkontakt, Lächeln, etc.) herzustellen; diese Kontaktunfähigkeit wird mitunter von unangemessenen Annäherungsversuchen in sozialen Situationen begleitet. Die qualitativ beeinträchtigte Kommunikation schließt fehlende oder inadäquate Reaktionen auf sprachliche Äußerungen anderer sowie stereotype, repetitive sprachliche Äußerungen mit grammatikalischen Fehlern sowie Fehlen von Sprachmelodie und begleitender Mimik und Gestik ein. Die Kinder weigern sich i.d.R. Sprache in ihrer kommunikativen Funktion zu nutzen. Die beeinträchtigten, repetitiven sowie stereotypen Verhaltensmuster zeigen sich v.a. in stereotypen Handlungen (z. B. Drehen oder Bewegen der Finger, Schaukeln) sowie exzessiver Beschäftigung mit Spezialinteressen oder Teilaspekten von Dingen.

Epidemiologie

Es handelt sich um eine seltene Erkrankung, so beträgt die Lebenszeitprävalenz bei Kanner-Syndrom 0,05 %, beim Atypischen Autismus 0,2 % und beim Asperger-Syndrom 0,08 %. Jungen sind drei- bis viermal häufiger betroffen, allerdings ist bei Mädchen der Entwicklungsrückstand in der Regel ausgeprägter.

Ätiologie

Autistische Syndrome sind genetisch determiniert, die Heritabilität beträgt mindestens 95 %.

Verlauf

Diese Störungen persistieren meist über die gesamte Lebenszeit. Häufig gehen sie mit Intelligenzminderung (80 %) und hyperkinetischen Störungen (40-50 %) einher.

Behandlung

Die Behandlungsziele sind in Tabelle 13 festgehalten.

Es kommen vor allem kognitive Verhaltenstherapie sowie Musik- oder Reittherapie zum Einsatz. Die häufig unbedingt notwendige Pharmakotherapie ist syndrom-

Tabelle 13

Behandlungsziele bei autistischen Syndromen (nach Blanz 2001b)

Beratung der Bezugspersonen
Abbau von Verhaltensexzessen (Stereotypien, Beschäftigung mit Teilobjekten, selbstverletzendes Verhalten)
Aufbau von sozialer Wahrnehmung und Interaktion
Förderung der sprachlichen Kompetenz und ihr Gebrauch als Kommunikationsmittel
Förderung des (interaktiven) Spielverhaltens
Förderung der Selbstständigkeit im Alltag

gesteuert, also kommen Neuroleptika bei aggressivem Verhalten, Stimulanzien bei Hyperaktivität und Konzentrationsstörungen, SSRI bei impulsivem Verhalten zum Einsatz.

1.4.2 Störungen des Sozialverhaltens

Diagnostik

Bei dieser Erkrankung treten andauernde dissoziale, aggressive und aufsässige Verhaltensmuster auf, grundlegende Rechte anderer sowie wichtige altersentsprechende soziale Erwartungen werden verletzt. Wichtig ist, dass es sich um ein durchgängiges Verhaltensmuster handeln muss, bei nur einzelnen Handlungen kann diese Diagnose nicht gestellt werden. Im ICD-10 werden folgende Unterformen differenziert:

- Auf den familiären Bereich beschränkte Störung des Sozialverhaltens (F91.0).
- Störung des Sozialverhaltens bei fehlenden sozialen Bindungen (F91.1).
- Störung des Sozialverhaltens bei vorhandenen sozialen Bindungen (F91.2).
- Störung des Sozialverhaltens mit oppositionell-aufsässigem Verhalten (F91.3).
- Kombinierte Störung des Sozialverhaltens und der Emotionen (F92).

Das klinische Bild (die wichtigsten klinischen Charakteristika) ist in Tabelle 14 zusammenfassend dargestellt.
Die Störung des Sozialverhaltens ist durch eine hohe Komorbidität geprägt, d.h. meistens kommen gleichzeitig noch andere psychiatrische Erkrankungen vor. Häufige andere vorkommende Erkrankungen sind die hyperkinetische Störung, Depression, Angst- und Zwangsstörungen

Tabelle 14

Typische Symptomatik bei Störungen des Sozialverhaltens (nach Blanz 2001a)

Ausgeprägte Neigung zum Stehlen oder Tyrannisieren	Ausgeprägter Ungehorsam
Ungewöhnlich häufige und schwere Wutausbrüche	Aggressivität im Sinn von körperlichen Auseinandersetzungen bzw. körperlicher Grausamkeit
Tierquälerei	Beschädigen/Zerstören von fremdem Eigentum
Feuer legen	Gebrauch von Waffen
Stehlen	Raub
Einbruch	Häufiges Lügen
Schule schwänzen	Weglaufen von zu Hause
Unerlaubtes Wegbleiben von zu Hause über Nacht	Sexuelle Nötigung

(kombinierte Störung des Sozialverhaltens und der Emotionen, F91), Substanzmissbrauch sowie umschriebene Entwicklungsstörungen wie die Lese-Rechtschreibstörung.

Epidemiologie

Für das Grundschulalter werden Prävalenzraten von 1-2 %, für das Jugendalter von 4-6 % angegeben, wobei in den letzten Jahren eine kontinuierliche Zunahme dieser Störung beobachtet wurde. Die Erkrankung tritt in Städten häufiger als in ländlichen Gebieten auf, Jungen sind vier- bis fünfmal häufiger betroffen als Mädchen und erkranken im Mittel auch früher.

Ätiologie

Als ätiologische Faktoren werden psychosoziale sowie Erziehungsdefizite angeführt, also z.B. chronische Streit- beziehungen, Partnerprobleme der Bezugspersonen, ab- lehnende Beziehungsmuster (keine Wärme), Fehlen eindeutiger Regeln sowie mangelndes Kümmern der Er- ziehungsberechtigten. Genetische Einflüsse spielen wahr- scheinlich keine entscheidende Rolle.

Verlauf

Die Störung entwickelt sich in der Regel in der späten Kindheit oder dem frühen Jugendalter. Trotz unterschied- lichem Verlauf ist die Prognose insgesamt eher ungünstig, ca. 50 % der Betroffenen (Jungen deutlich häufiger als Mädchen) entwickeln im Erwachsenenalter eine Disso- ziale Persönlichkeitsstörung (F60.2). Auch das Risiko für ein späteres Auftreten einer Abhängigkeit, einer Affek- tiven Störung, einer Angststörung oder einer Somato- formen Störung ist erhöht. Bei gemeinsamem Auftreten einer Hyperkinetischen Störung und einer Störung des Sozialverhaltens ist die Prognose besonders ungünstig.

Behandlung

Wegen des komplexen Bildes der Störung und der Chroni- zität ist die Therapie häufig lang andauernd und schwie- rig. Es werden verhaltens- und familientherapeutische Interventionen kombiniert, ergänzt durch supportive Psychotherapie sowie übende Verfahren. Ggf. kann eine medikamentöse Intervention erforderlich sein.

1.4.3 Ticstörungen

Diagnostik

Ticstörungen (ICD-10:F95) sind durch Tics gekennzeichnet. Hierunter versteht man schnelle, unrhythmische, unwillkürliche motorische Bewegungen meist in umschriebenen Muskelgruppen oder unsinnige Lautproduktionen. Obwohl Tics, die einzeln oder in Serien auftreten können, unwillkürlich imponieren, ist es den Betroffenen meist möglich, diese für eine bestimmte Zeit zu unterdrücken. In emotional angespannten Situationen treten Tics gehäuft auf, im Schlaf hingegen nicht.

In der ICD-10 werden drei Subgruppen unterschieden:

» Vorübergehende Ticstörung (F95.0); ausschließlich motorische Tics, die maximal 12 Monate andauern.
» Chronische motorische oder vokale Tic-Störung (F95.1); motorische und/oder vokale Tics, meist multipel, für länger als ein Jahr bestehend.
» Kombinierte vokale und multiple motorische Tics (Tourette-Syndrom, F95.2); Auftreten multipler motorischer Tics und mindestens ein vokaler Tic (im zeitlichen Verlauf meist nach dem Beginn der motorischen Tics auftretend). Während der Adoleszenz häufig Verschlechterung des klinischen Bildes. Neben Räuspern und Grunzen kommen auch obszöne Wörter oder Satzteile vor.

Die typischen klinischen Symptome sind in Tabelle 15 zusammengefasst.

Epidemiologie

Während einzelne Tics im Kindesalter mit 5-25 % Prävalenz sehr häufig sind, beträgt die Prävalenz des Tourette-Syndroms nur 0,04 %.

Tabelle 15

Typische Symptome bei Ticstörungen (nach Blanz 2001c)

Einfache motorische Tics: Blinzeln, Stirnrunzeln, Hochziehen der Augenbrauen, Grimassieren, Kopfwerfen, Schulterzucken, Schleuderbewegungen der Arme

Komplexe motorische Tics: Springen, Hüpfen, Klatschen, Wurfbewegungen, Sich-selbst-schlagen, Sich-selbst-beißen

Einfache vokale Tics: Räuspern, Bellen, Schnüffeln, Zischen, Hüsteln, Pfeifen, Grunzen, Schnalzen

Komplexe vokale Tics: Wiederholung bestimmter Wörter oder von Sätzen, stereotype Sätze, Wiederholung eigener Laut- oder Wortproduktionen (Palilalie), Wiederholung sozial unangemessener oder obszöner Wörter (Koprolalie)

Ätiologie

Insbesondere beim Tourette-Syndrom haben Zwillingsuntersuchungen eine deutliche genetische Beteiligung erbracht. Heute wird von hyperdopaminergen kortikostriatären und nigrostriatären neuronalen Verbindungen ausgegangen.

Verlauf

Die meisten Tics treten nur vorübergehend auf und remittieren spontan nach Tagen bis Wochen. Nur etwa 6 % der Betroffenen entwickeln persistente motorische Tics, wobei eine familiäre Belastung, Retardierung, epileptische Störungen und ausgeprägte psychosoziale Belastungskonstellationen ungünstige prognostische Faktoren sind. Der Verlauf des Tourette-Syndroms ist sehr viel ungünstiger, die Symptomatik besteht meist lebenslang, kann sich aber mit zunehmendem Alter abmildern. Bei pharmako-psychotherapeutischer Kombinationsbehandlung beträgt die Besserungschance zwischen 50 und 70 %.

Behandlung

Neben Beratung der Betroffenen und Entspannungsverfahren, Selbstmanagement-Techniken und forciertem Üben kommen Psychopharmaka (D_2-Rezeptorenblocker) zum Einsatz, in erster Linie Tiaprid (5-10 mg/kg KG), Mittel der 2. Wahl sind Pimozid und Haloperidol.

2 Pharmakologie von Risperidon

2.1 Chemie

Der Wirkstoff Risperidon (Strukturformel in Abb. 14 dargestellt) ist der Prototyp einer chemisch neuartigen Klasse von Antipsychotika, der Benzisoxazole. Die beiden chemischen Komponenten, die für die therapeutische Gesamtwirkung verantwortlich sind, können in der Strukturformel von Risperidon der jeweiligen Rezeptor-Hauptwirkung zugeordnet werden.

Summenformel: $C_{23}H_{27}FN_4O_2$
Chemische Bezeichnung: 3-[2-[4-(6-fluoro-1,2-benzis-oxazol-3-γ1)-1-piperidinyl] äthyl]-6,7,8,9-tetrahydro-2-methyl-4H-pyrido[1,2-α]pyrimidin-4-on
INN: Risperidon
Molekulargewicht: 410,49 g/mol
Schmelzpunkt: 168–172 °C

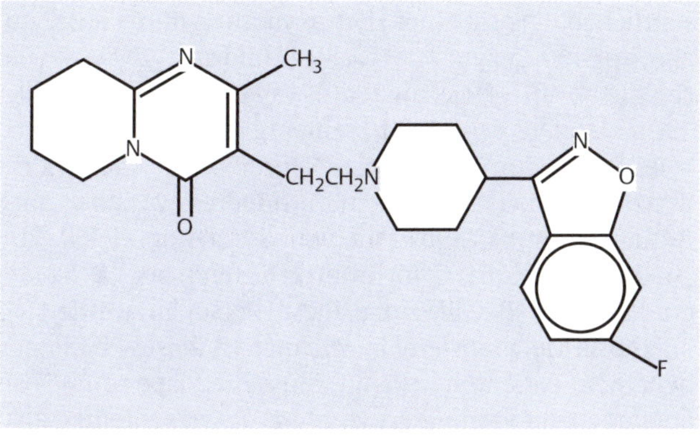

Abbildung 14 Strukturformel von Risperidon

Aussehen und Beschaffenheit

Risperidon ist ein leicht beiges, fast weißes Pulver, das als Tabletten und als Lösung für die therapeutische Anwendung zur Verfügung steht.

2.2 Pharmakokinetik

Oral zugeführtes Risperidon wird rasch aus dem Darm resorbiert, bereits zwei Stunden nach der Einnahme werden maximale Plasmaspiegel erreicht (Mannens et al. 1990). Die Resorption wird durch Nahrung nicht beeinflusst, sodass Risperidon auch zusammen mit den Mahlzeiten eingenommen werden kann (Van der Velde et al. 1992). Risperidon-Lösung ist jedoch inkompatibel mit schwarzem und grünem Tee.

Risperidon verteilt sich schnell im Organismus. Das Verteilungsvolumen beträgt 1–2 l/kg (Meuldermans 1991). Im Plasma bindet Risperidon an Albumin und α_1-saure Glykoproteine. Die Plasmaproteinbindung liegt für Risperidon bei 88 %, für 9-Hydroxy-Risperidon, dem Hauptmetaboliten, bei 77 % (Mannens 1991).

Der Metabolismus von Risperidon vollzieht sich im wesentlichen in Form einer Hydroxylierung durch das Cytochrom-P450-Enzym 2D6 (ca. 80 %) und einer N-Dealkylierung (Abb. 15) (Heykants et al. 1994, Lücker und Becker 1991, Mannens et al. 1990, Steinberg 1998).

Wie Risperidon sind viele Neuroleptika und andere Psychopharmaka, vor allem Antidepressiva, aber auch Antiarrhythmika, Substrate von Cytochrom P450 2D6 (siehe Tabelle 16). Cytochrom 2D6 fehlt bei ca. 8% der europäischen Bevölkerung, diese Personen werden als langsame Metabolisierer bezeichnet. Ist dieses Phänomen bei einem Patienten bekannt, muss die Risperidon-Dosis entsprechend vermindert werden. Das gegenteilige Phänomen, ein so genannter ultraschneller Metabolismus,

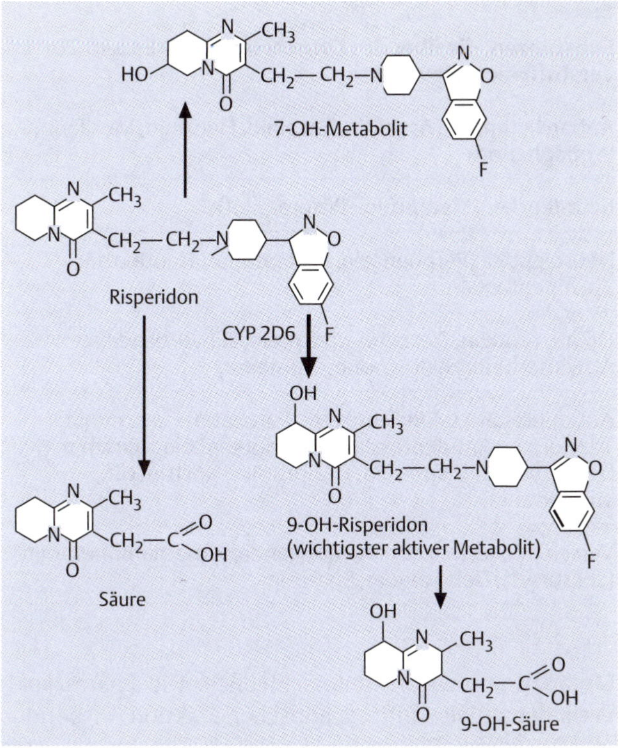

Abbildung 15 Die wesentlichen Abbauwege von Risperidon beim Menschen. Am bedeutsamsten ist die Hydroxylierung durch das Cytochrom-P-450-Enzym 2D6 zu dem aktiven Metaboliten 9-Hydroxy-Risperidon (9-OH-Risperidon) sowie zu dem inaktiven 7-Hydroxy-Metaboliten (7-OH-Metaboliten), daneben findet in geringerem Maße eine N-Dealkylierung zu der entsprechenden Säure statt.

wird auf Deutschland bezogen in einer Häufigkeit von 1,5 % gefunden und macht ggf. höhere Dosen erforderlich. Der Plasmaspiegelverlauf von Risperidon und 9-Hydroxy-Risperidon ist bei Personen mit schneller und langsamer

Tabelle 16

Substanzen, die über das Cytochrom-P450-Enzym 2D6 verstoffwechselt werden

Antiarrhythmika (Aprindin, Encainid, Flecainid, Mexiletin, Propaphenon)

Beta-Blocker (Metoprolol, Propranolol)

Neuroleptika (Perphenazin, Haloperidol, Thioridazin, Zuclopenthixol)

Opiate (Codein, Dextromethorphan, Dihydrocodein, Äthylmorphin, Hydrocodon, Tramadol)

Antidepressiva (SSRI: Fluoxetin, Paroxetin, Fluvoxamin; Trizyklische Antidepressiva: Amitriptylin, Clomipramin, N-Desmethyl-Clomipramin, Desipramin, Nortriptylin, Trimipramin)

Verschiedene: Maprotilin, Metylendioxymethamphetamin („Ecstasy"), Debrisoquin, Spartein

Metabolisierungsrate unterschiedlich. Die Pharmakokinetik der aktiven antipsychotischen Fraktion (Risperidon und 9-Hydroxy-Risperidon) ist jedoch – unabhängig vom Metabolisierungstyp – sehr ähnlich (s.o.).

Der Plasmaspiegel der antipsychotisch wirksamen Fraktion hat im Mittel eine nahezu lineare Beziehung zur applizierten Dosis. Bei den meisten Patienten werden Steady-state-Bedingungen für Risperidon nach einem Tag und für 9-OH-Risperidon innerhalb von 4–5 Tagen erreicht. Allerdings sind die gemessenen Plasmaspiegel interindividuell sehr variabel. Aus diesem Grunde empfehlen sich Plasmaspiegelbestimmungen nur zur Überprüfung der Compliance.

Tabelle 17

Pharmakokinetische Parameter von Risperidon und seines aktiven Hauptmetaboliten 9-OH-Risperidon bei männlichen Probanden nach einer einzelnen oralen Dosis von 1 mg (nach De Coster et al. 1988).

(*Die Bioverfügbarkeit der antipsychotisch wirksamen Gesamtfraktion beträgt 100 % [Huang et al. 1993])

Parameter	Risperidon	9-OH-Risperidon
C_{max} (ng/ml)	7,6	6,0
T_{max} (h)	1,0	3,0
$T_{1/2}$ (h)	3,6	22
$AUC_{0 \to unendlich}$ (ng·h/ml)	34,8	149
AUC-Ratio: 9-OH-Risperidon/ Risperidon	–	4,3
Bioverfügbakeit (%)	68*	–*

Die wichtigsten pharmakokinetischen Daten finden sich in Tabelle 17. Aufgrund der Halbwertszeit ist eine einmal tägliche Gabe von Risperidon möglich.

Von Patienten mit Leberinsuffizienz wird Risperidon im Vergleich zu gesunden Probanden praktisch unverändert metabolisiert. Insbesondere die Eliminationshalbwertszeit der antipsychotisch wirksamen Fraktion wird kaum beeinflusst. Trotzdem sollten bei diesen Patienten die initiale Dosis und die nachfolgenden Dosissteigerungen gegenüber der empfohlenen Menge halbiert werden, da bei Senkung von Albumin oder α_1-saurem Glykoprotein der freie Anteil von Risperidon erhöht sein kann (Mannens et al. 1994, Snoeck et al. 1995).

Die gleichen Vorsichtsmaßnahmen gelten auch für ältere und niereninsuffiziente Patienten, bei denen die Eliminationshalbwertszeiten verlängert (30 % bei älteren Patienten, 50 % bei Niereninsuffizienz) und die Plasmaspiegel erhöht sind (Snoeck et al. 1995).

2.3 Toxikologie

Toxikologie im Tiermodell

Akute Toxizität
Die in den akuten Toxizitätsstudien beobachteten Symptome waren bei allen Tierspezies ähnlich und entsprachen denen für potente Neuroleptika.

Subakute und chronische Toxizität
Die orale Applikation von Risperidon (0,16 bzw. 0,63 mg/kg KG/Tag, 2,5 und 10 mg/kg KG/Tag) führte bei Ratten zu einer reduzierten Nahrungsaufnahme und verminderten Körpergewichtsentwicklung und dosisabhängig – bedingt durch erhöhte Prolaktinspiegel – zur Stimulation des Brustdrüsengewebes und einer Beeinträchtigung der zyklischen Aktivität der weiblichen Genitalien. Bei männlichen Tieren wurden in der höchsten Dosisgruppe granulozytäre Infiltrationen der Prostata beobachtet. Diese Veränderungen waren bis auf eine leichte Stimulation der Brustdrüse nach Absetzen der Behandlung reversibel.
Bei Hunden wurden nach oraler Applikation (0,31 mg/kg KG/Tag; 1,25 und 5 mg/kg KG/Tag) Wirkungen auf das ZNS (Sedierung) und eine dosisabhängige Beeinträchtigung der gonadalen Aktivität beobachtet. Bei männlichen Tieren kam es zu einer Verminderung der testikulären Androgenproduktion als mögliche Ursache einer gestör-

ten Spermatogenese. Die in allen Behandlungsgruppen beobachtete Ejakulationshemmung lässt sich teilweise auf die alpha-adrenolytischen Wirkungen von Risperidon zurückführen. In der mittleren und höchsten Dosisgruppe führte Risperidon zu einer Abnahme des Hämoglobins, des Hämatokrits und der Erythrozytenanzahl.

Reproduktionstoxizität
Risperidon zeigte bei Ratten und Kaninchen keine Hinweise auf teratogene Wirkungen. Die Paarungsbereitschaft von Ratten war substanzbedingt vermindert, und es wurde eine dosisabhängige Verlängerung der Tragzeit beobachtet.

Mutagenität
Aus den vorliegenden Mutagenitätsstudien ergaben sich keinerlei Hinweise auf mutagene Eigenschaften von Risperidon.

Kanzerogenität
Langzeituntersuchungen zum tumorigenen Potenzial von Risperidon wurden an Ratten und Mäusen durchgeführt. Bei weiblichen Mäusen wurden vermehrt Mammakarzinome sowie Hypophysenadenome festgestellt.
Bei männlichen Ratten war die Häufigkeit von Adenomen des endokrinen Pankreas dosisabhängig leicht erhöht.
Die Tumorbefunde werden auf die Prolaktinsteigerung zurückgeführt, die durch Risperidon ebenso wie durch andere dopaminantagonistisch wirkende Arzneimittel ausgelöst werden. Ein primäres tumorigenes Risiko ist nicht anzunehmen.

Toxizität beim Menschen

Symptome bei Intoxikationen

Eine Überdosierung kann sich in der Verstärkung der erwünschten und unerwünschten pharmakologischen Wirkungen (Benommenheit, Sedation, Tachykardie, Hypotension, extrapyramidale Symptome) äußern.

Im Fall einer akuten Überdosierung sollte die Möglichkeit einer Intoxikation mit mehreren Arzneimitteln in Betracht gezogen werden.

Maßnahmen bei Intoxikationen

Die Atemwege sind freizumachen und freizuhalten, eine ausreichende Oxygenierung und Beatmung ist sicherzustellen. Eine Magenspülung (nach Intubation, falls der Patient bewusstlos ist) und die Gabe von aktivierter Kohle zusammen mit einem Laxans sollten in Betracht gezogen werden. Die vitalen Funktionen sollten sofort überwacht werden, inklusive kontinuierlicher EKG-Ableitung, um mögliche Arrhythmien nachzuweisen.

Es gibt kein spezifisches Antidot für Risperidon. Aus diesem Grunde sollten geeignete symptomatische Maßnahmen durchgeführt werden. Hypotension und Herz-Kreislauf-Versagen sollten mit geeigneten Maßnahmen wie intravenöser Flüssigkeitsgabe und/oder Sympathikomimetika behandelt werden. Im Falle schwerer extrapyramidal-motorischer Symptome sollte ein Anticholinergikum verabreicht werden. Die sorgfältige Überwachung des Patienten ist bis zur vollständigen Wiederherstellung weiterzuführen.

2.4 Pharmakodynamik

Für das Verständnis der Wirkung von Antipsychotika sind vier dopaminerge Bahnsysteme von entscheidender

Bedeutung: das nigro-striatäre, das mesolimbische, das mesokortikale und das tuberoinfundibuläre System (siehe auch Kapitel 1.1 und Abb. 1). Typische (konventionelle) Antipsychotika, wie z.B. Haloperidol, üben nach heutigem Verständnis ihre Wirkung durch die Blockade der dopaminergen Neurotransmission (in erster Linie Hemmung der postsynaptischen D_2-Rezeptoren) im mesolimbischen Trakt aus, während ihre extrapyramidal-motorischen Begleitwirkungen mit einer Hemmung der nigro-striatären dopaminergen Transmission in Verbindung gebracht werden (Delini-Stula 1986, Leysen et al. 1998), die Prolaktin-Erhöhung mit einer Blockade des tuberoinfundibulären Systems. Durch die antidopaminerge Wirkung im mesokortikalen System soll es zu einer Verstärkung der Negativsymptomatik kommen.

Im Gegensatz zu der Wirkung von typischen Neuroleptika wird für die neue Generation dieser Substanzgruppe, den atypischen Neuroleptika, gefordert, dass sie bei möglichst geringer Potenz für die Induktion extrapyramidal-motorischer Nebenwirkungen ebensogut antipsychotisch wirksam sind wie die typischen Neuroleptika. Darüber hinaus fügen einige Autoren weitere Eigenschaften hinzu, wie gute Wirksamkeit auf die schizophrene Negativsymptomatik, Wirksamkeit bei Therapieresistenz sowie Verbesserung der kognitiven Defizite.

Die meisten atypischen Neuroleptika lassen sich durch eine D_2-/5-HT_{2A}-Blockade charakterisieren (Schotte et al. 1996). Bereits 1954 stellten Woolley und Shaw die Hypothese auf, dass Serotonin bei schizophrenen Erkrankungen eine Rolle spielen könnte. Diese Theorie konnte jedoch nicht validiert werden, bevor spezifische serotonerge Rezeptor-Antagonisten entwickelt worden waren.

Eine antipsychotische Wirksubstanz, die ihre Affinität zu Dopamin-Rezeptoren beibehält, aber gleichzeitig eine höhere Affinität zu Serotonin-Rezeptoren aufweist, müsste theoretisch wirksamer sein und weniger EPS induzieren als konventionelle Dopamin-Antagonisten (Leysen et al. 1998). Die geringere EPS-Induktion beruht darauf, dass durch 5-HT_{2A}-Blockade die Freisetzung von Dopamin im nigro-striatären System gesteigert wird und somit dort eine Antagonisierung der D_2-Rezeptor-Hemmung erfolgt. Die klinischen Eigenschaften von Risperidon beruhen auf dem speziellen Verhältnis der Bindungsaffinität zu 5-HT_{2A}- und D_2-Rezeptoren. In Tabelle 18 wird u.a. dieses Rezeptorbindungsprofil dargestellt (nach Schotte et al. 1996, Arndt und Skarsfeldt 1998, sowie Reinbold: aus: Lasar/Trenckmann/(Hrsg.)/Aktuelle Aspekte der biologischen Psychiatrie 2001). Risperidon weist – im Gegensatz zu Haloperidol – eine ausgeprägte Affinität zu 5-HT_{2A}-Rezeptoren auf.

Zudem bindet Risperidon schwächer an nigro-striatäre D_2-Rezeptoren als Haloperidol (Schotte et al. 1996), Die klinisch erwiesene bessere extrapyramidale Verträglichkeit von Risperidon ist allerdings zum weit überwiegenden Teil durch die gleichzeitige Interaktion mit dem 5-HT_{2A}-Rezeptor bedingt (Möller 1998b).

Weitere pharmakodynamische Charakteristika von Risperidon

In Tabelle 18 sind neben den Hemmkonstanten für den D_2- und 5-HT_{2A}-Rezeptor auch das Ausmaß der Blockade am adrenergen α_1-Rezeptor, am acetyl-cholinerg-muskarinergen (AChM) Rezeptor sowie am Histamin H_1-Rezeptor aufgeführt. Die Hemmung dieser Rezeptoren zentral und peripher löst in erster Linie Nebenwirkungen aus (siehe Tab. 19).

Die Affinität von Risperidon zum α_1-Adrenozeptor wirkt sich klinisch offenbar nur dann nennenswert aus, wenn initial zu rasch auf die empfohlene Zieldosis von 4-6 mg

Tabelle 18

In-vitro-Rezeptorbindungsaffinitäten für atypische Neuroleptika (K_i [nmol/L]) und Haloperidol (K_i [nM]). Je kleiner der Wert für die Hemmkonstante K_i ist, desto größer ist die Affinität des Pharmakons zum Rezeptor (modifiziert und ergänzt nach Schotte et al. 1996, Arndt und Skarsfeld 1998, sowie nach Reinbold 2001). Da die Werte in unterschiedlichen Untersuchungen mit unterschiedlichen Methoden gewonnen wurden, sind die Werte nur eingeschränkt vergleichbar zwischen den einzelnen Substanzen vergleichbar.

Rezeptor	Risperidon	Haloperidol	Clozapin	Olanzapin	Ziprasidon	Quetiapin
D_2	0,44	1,4	36	2,1	3,1	69
$5\text{-}HT_{2A}$	0,39	25	4,0	1,9	0,39	20
α_1	0,69	19	3,7	7,3	13	4,5
AchM	>2000	4670	0,98	2,1	>2000	1020
H_1	88	730	17	5,6	47	21

Tabelle 19

Mögliche Konsequenzen der Blockade von Rezeptoren durch Neuroleptika (Leysen et al. 1998, Möller 1998a)

Rezeptor	Kurzbezeich-nung / Subtyp	Wirkung bei Hemmung
Acetylcholin	AChM	Peripher: Obstipation, Mundtrockenheit, Sehstörungen, Sinustachykardie, Harnretention, Miktionsstörungen
		Zentral: kognitive Störungen
Noradrenalin	α_1	Peripher: Orthostase, Reflextachykardie
Histamin	H_1	Zentral: Sedierung, Müdigkeit, Schläfrigkeit, Verstärkung der sedierenden Wirkung anderer Substanzen, Gewichtszunahme

aufdosiert wird (Leysen et al. 1998). In diesem Fall kann vorübergehend eine orthostatische Hypotonie auftreten. Ein α_2-Adrenorezeptor-Antagonismus, wie er für Risperidon und Clozapin nachgewiesen wurde, soll im ZNS eine antidepressive Wirkung ausüben.

Anders als trizyklische Neuroleptika wie Clozapin, Olanzapin, Zotepin und Quetiapin, die zu muskarinergen Acetylcholin-Rezeptoren (AChM) eine gleich hohe oder höhere Affinität als zu D_2-Rezeptoren aufweisen, bindet Risperidon nicht an diesen Rezeptor-Typ. Somit sind keine

anticholinerge Nebenwirkungen, wie z.B. Kognitionsstörungen, feststellbar (Leysen et al. 1998).

Die meisten Antipsychotika sind primäre Histamin-(H_1)-
Antagonisten. Diese Rezeptorwirkung wird mit Sedierung
und Gewichtszunahme (zusammen mit einem 5-HT_{2C}-
Antagonismus) in Verbindung gebracht. Bei der überwiegenden Anzahl der trizyklischen Neuroleptika ist der
H_1-Antagonismus sogar die stärkste Rezeptorwirkung im
gesamten Wirkungsspektrum (Leysen et al. 1998).
Rezeptorbindungsstudien belegen die vergleichsweise
schwächere H_1-Rezeptorwirkung von Risperidon (Leysen
et al. 1998, Schotte et al. 1996).

3 Therapeutische Anwendung von Risperidon

3.1 Schizophrenie

Risperidon wirkt auf Plus- und Minussymptome der Schizophrenie, bessert affektive Symptome wie Angst und Depression und reduziert die im Rahmen der Erkrankung auftretenden kognitiven Einschränkungen. Hierbei ist eine im Vergleich zu konventionellen Neuroleptika deutlich verbesserte Verträglichkeit festzustellen, insbesondere die Inzidenzen extrapyramidal-motorischer Symptomatik (EPS) sowie Dyskinesien sind gering.

Diese Eigenschaften wurden in einem umfassenden Forschungsprogramm an über 4000 Patienten untersucht (Amery und Marder 1998) und in der Zwischenzeit an weltweit mehr als 8 Millionen Patienten bestätigt.

Bei den meisten klinischen Untersuchungen wurde die Positiv- und Negativ-Syndromskala (PANSS) als Wirksamkeitsinstrument eingesetzt. Die PANSS erlaubt eine syndromale Trennung positiver und negativer Schizophrenie-Symptomatik sowie eine allgemeine psychopathologische Beurteilung. Sie besteht aus je 7 Items für die positiven und negativen Symptome sowie 16 Items, die auf allgemeinpsychopathologische Symptome Bezug nehmen. Die PANSS stellt eine Weiterentwicklung der Brief Psychiatric Rating Scale (BPRS) durch Kay et al. (1986) dar. Lindström und von Knorring (1993) entwickelten danach ein 5-Faktoren-Modell entsprechend der schizophrenen Symptomatik, das die Faktoren „positiv", „negativ", „kognitiv", „ängstlich/depressiv" und „erregt" einschließt (Abb. 16). Die PANSS ermöglicht somit eine umfassende und genaue Einschätzung der schizophrenen Symptomatik.

Im Folgenden soll zunächst auf die beiden nordamerikanischen Studien (Canada: Chouinard et al. 1993, USA:

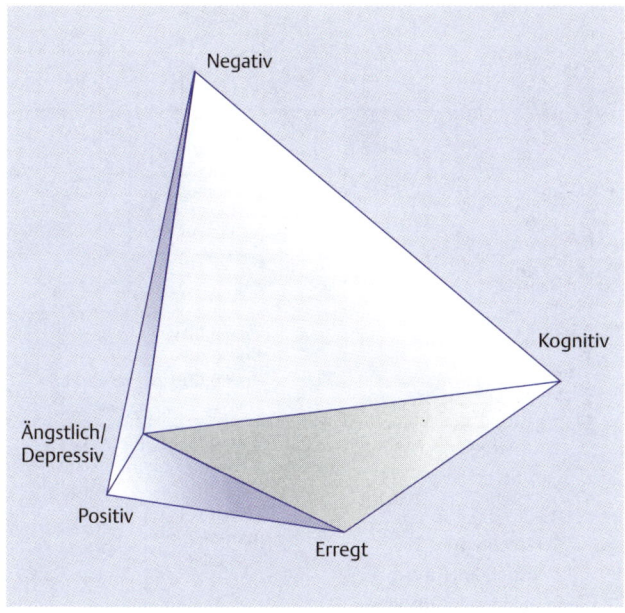

Abbildung 16 5-Faktoren-Modell der schizophrenen Symptomatik, generiert auf Grundlage der PANSS (nach Kay und Sevey 1990, Lindström und von Knorring 1993)

Marder und Meibach 1994) sowie auf die europäische Studie (Peuskens 1995) eingegangen werden; im Anschluss werden einzelne Teilbereiche der Therapie schizophrener Erkrankungen erörtert wie Positiv-/Negativsymptomatik, kognitive Defizite, affektive Symptomatik, akute Exazerbationen, Langzeittherapie, Einfluss auf die Lebensqualität sowie Wirkung bei älteren Patienten.

Große Wirksamkeitsstudien
An einer 8-wöchigen Doppelblindstudie in Kanada nahmen 135 stationäre Patienten mit der Diagnose

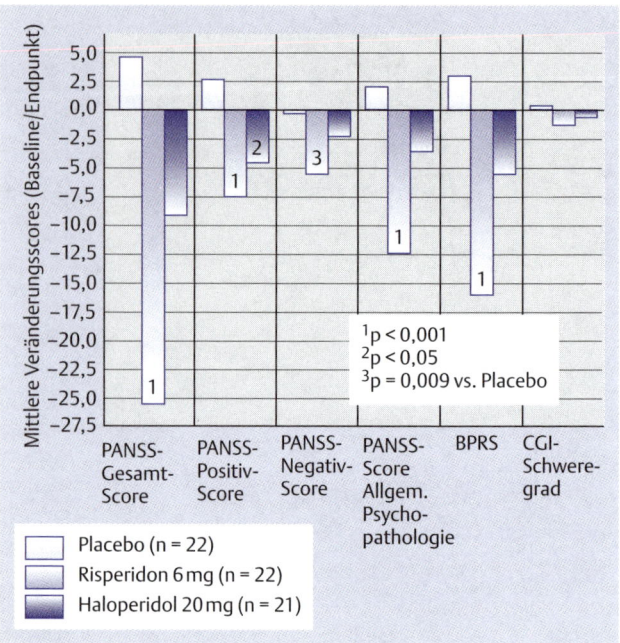

Abbildung 17 Mittlere Veränderungsscores (Ausgangswerte und Endpunkte) für die PANSS, die abgeleitete BPRS und den CGI-Schweregrad unter der 8-wöchigen Behandlung mit 6 mg/d Risperidon, 20 mg/d Haloperidol oder Placebo (Chouinard et al. 1993)

chronische Schizophrenie teil (Chouinard et al. 1993). Mit 6 mg/d Risperidon behandelte Patienten wiesen bei der letzten Untersuchung im Mittel einen Rückgang des PANSS-Gesamtscores um 26 Punkte auf (Abb. 17). Der Prozentsatz der Patienten (Responder) mit einer klinischen Zustandsverbesserung am Endpunkt, die als Abnahme des PANSS-Gesamtscores um 20 % oder mehr definiert war, lag in der Risperidon-Gruppe bei 72,7 %. Diese Besserung war Placebo (13,5 % Responder, p<0,001) und 20 mg/d Haloperidol (47,6 % Responder; p=0,038) statistisch signifikant überlegen. Die Therapie führte außerdem zu einer im Vergleich zu Haloperidol signifikant niedrigeren Inzidenz und Schwere der EPS-Symptomatik.

Ähnliche Ergebnisse erzielte eine Doppelblindstudie in den USA mit 388 stationären schizophrenen Patienten, die das Ziel hatte, die Wirksamkeit und Verträglichkeit von Risperidon zu untersuchen und die optimale therapeutische Dosis zu ermitteln (Marder und Meibach 1994). Während der 8-wöchigen Untersuchung wurde eine klinische Besserung (20 %ige Reduktion des PANSS-Gesamtscores) bei 57 % der Patienten unter 6 mg/d Risperidon, 30 % der Patienten unter 20 mg/d Haloperidol und 22 % der Patienten unter Placebo erzielt.

Marder et al. (1997) analysierten die Gesamtdaten der beiden nordamerikanischen Studien mit insgesamt 523 Patienten (Chouinard et al. 1993, Marder und Meibach 1994). Mit 6 mg/d Risperidon wurde die Gesamtpunktzahl auf der PANSS nach 8 Wochen um 18,6 Punkte gesenkt. Die antipsychotische Wirksamkeit von Risperidon erfasste alle 5 Faktoren der PANSS. Im Vergleich zum Standardpräparat Haloperidol in einer Dosierung von 20 mg/d und gegenüber Placebo erwies sich Risperidon signifikant überlegen. Unter 6 mg/d Risperidon kam es bereits innerhalb der ersten Woche zu einer signifikant überlegenen Reduktion der PANSS-Scores. Der rasche Wirkungseintritt verkürzt die akute Krankheitsphase und verbessert die kognitive und affektive Befindlichkeit der Patienten.

Die europäische, multinationale Doppelblindstudie hatte das Ziel, die Wirksamkeit und EPS-Häufigkeit von Risperidon in unterschiedlichen Dosierungen im Vergleich zu 10 mg/d Haloperidol bei 1362 chronisch schizophrenen Patienten über einen Zeitraum von 8 Wochen zu untersuchen (Peuskens 1995). In dieser Studie lag die optimale Risperidon-Dosis bei 4–8 mg/d. Eine klinische Besserung (mindestens 20 %ige Reduktion des PANSS-Gesamtscores im Vergleich zum Ausgangswert) wurde mit 4 mg/d Risperidon bei 63,4 % der Patienten und mit 8 mg/d Risperidon bei 65,8 % der Patienten erzielt. Die Erfolgsrate mit 10 mg/d Haloperidol lag bei 58,7 %. Die EPS-Rate unter Haloperidol war im Vergleich zu Risperidon signifikant erhöht (p<0,05; Abb. 18).

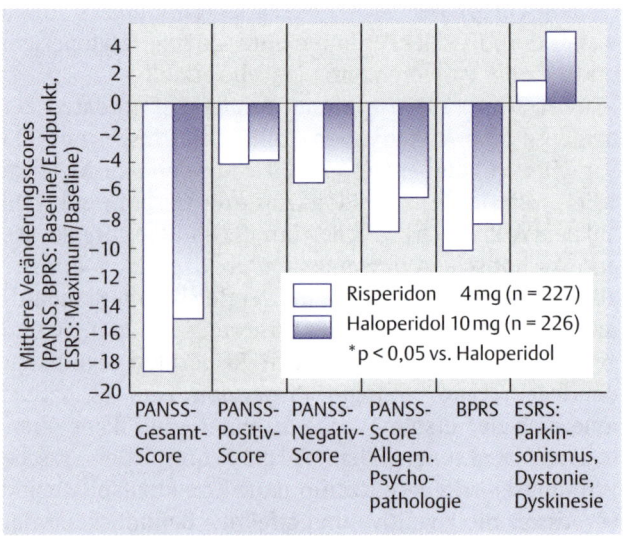

Abbildung 18 Mittlere Veränderungsscores für die PANSS, die abgeleitete BPRS (Ausgangswerte und Endpunkte) sowie den EPS-Schweregrad (Extrapyramidal Symptom Rating Scale [ESRS]; Maximal- vs. Ausgangswert) unter der 8-wöchigen Behandlung mit 4 mg/d Risperidon oder 10 mg/d Haloperidol (Peuskens et al. 1995)

Plussymptomatik

Die Gesamtauswertung von 12 randomisierten Doppelblindstudien über eine durchschnittliche Dauer von 8
Wochen (4–12 Wochen) mit insgesamt 1759 chronisch
schizophrenen Patienten zeigte, wie auch die meisten Ein-
zelstudien, die signifikante Überlegenheit von Risperidon
in der Behandlung der Positivsymptomatik im Vergleich
zu konventionellen Antipsychotika einschließlich Haloperidol (n=703; Lemmens et al. 1997a). Risperidon (n=1056)
reduzierte die Positivsymptomatik, erfasst mit der Positiv-
Subskala der PANSS, die die Items Wahnideen, formale
Denkstörungen, Halluzinationen, Erregung, Größenideen,
Misstrauen/Verfolgungsideen sowie Feindseligkeit einschließt, signifikant wirksamer als Haloperidol und
andere konventionelle Antipsychotika (p<0,01 bzw.
p<0,001; Tab. 20). Der PANSS-Gesamtscore sank unter der
Behandlung mit Risperidon um durchschnittlich 20,9
Punkte. Diese Reduktion war sowohl gegenüber Haloperidol als auch gegenüber den anderen konventionellen
Antipsychotika statistisch signifikant stärker ausgeprägt
(p<0,001).

Negativsymptomatik

Die negativen Symptome der chronischen Schizophrenie
bestimmen wesentlich den Schweregrad der Erkrankung.
Drei negative Symptome – Affektverflachung, Alogie
(Sprachverarmung) und Willensschwäche – zählen zu den
charakteristischen Symptomen der Schizophrenie.
Negative Symptome können in jeder Krankheitsphase
vorkommen.
Konventionelle Neuroleptika weisen Defizite in ihrer
Wirksamkeit gegen schizophrene Negativsymptome auf.
Dagegen sind mit Risperidon neben schizophrenen Plus-
auch Negativsymptome gut behandelbar.

Tabelle 20

PANSS-Gesamtscore und -Positiv-Subskala in einer Gesamtauswertung von 12 randomisierten Doppelblindstudien (n=1759; Lemmens et al. 1997)

($* p<0,01$, $** p>0,001$ vs. Risperidon, Varianzanalyse [ANOVA]; die „anderen Antipsychotika" waren: Levomepromazin, Remoxiprid, Thioridazin, Zuclopenthixol, Perphenazin)

PANSS-Score	Therapie	N	Mittlerer Baseline-Score	Mittlere Veränderungen Baseline bis Endpunkt
Gesamtscore	Risperidon	1056	94,7	-20,9**
	Andere Antipsychotika	703	93,9	-16,2**
	Haloperidol	473	92,2	-14,3**
Positivskala	Risperidon	1056	21,8	-5,9
	Andere Antipsychotika	703	21,8	-4,7**
	Haloperidol	473	21,1	-4,3*

So reduzierte 6 mg/d Risperidon bei chronisch schizo-phrenen Patienten die Negativsymptomatik (Negativ-Subskala der PANSS) sowohl im Vergleich zu 20 mg/d Haloperidol ($p<0,01$) als auch zu Placebo ($p<0,001$) innerhalb von 8 Wochen statistisch signifikant (Marder et al. 1997). Bereits 2 mg Risperidon verminderten statistisch signifikant die Negativsymptomatik ($p < 0,01$). Dies weist darauf hin, dass bei dominierender Negativsymptomatik die Dosierung nicht zu hoch gewählt werden sollte. Auch die Betrachtung der einzelnen PANSS-Items verdeutlicht die Wirksamkeit von Risperidon bei Negativsymptomen. Sowohl im Vergleich zu Placebo als auch im Vergleich zu 20 mg/d Haloperidol trat innerhalb von 8 Wochen bei allen Items eine signifikante Besserung ein (Marder et al. 1991). Dieses Ergebnis wurde durch eine Meta-Analyse von 6 Doppelblindstudien bestätigt, die zeigte, dass Risperidon (4–8 mg/d) eine signifikant ($p<0,004$) bessere Wirksamkeit auf die Minussymptomatik der chronischen Schizophrenie aufweist als die konventionellen Neuro-leptika Haloperidol, Perphenazin oder Zuclopenthixol (Carman et al. 1995).

Lindenmayer (1995) hat sich der Problematik der Differenzierung von primärer und sekundärer Negativ-symptomatik zugewandt. Unter sekundären Negativ-symptomen versteht man solche Symptome, die durch Effekte des Pharmakons wie zum Beispiel EPS ausgelöst werden und nicht primär durch die Erkrankung selbst bedingt sind. Um die Wirksamkeit von Risperidon auf die primäre Minussymptomatik von EPS-Effekten zu trennen, wurden die Studienergebnisse von Chouinard et al. (1993) und Marder und Meibach (1994) mit insgesamt 523 chronisch schizophrenen Patienten für eine Post-hoc-Co-varianzanalyse herangezogen, die ergab, dass eine hoch-signifikante Reduktion der PANSS-Negativscores unter

6 mg/d Risperidon (p<0,0001) auch unter Berücksichtigung der EPS besteht. Diese Analysen belegen den direkten Effekt von Risperidon auf die Negativsymptomatik der chronischen Schizophrenie. Dieser Effekt wird nicht durch die geringere Inzidenz von EPS hervorgerufen.

Möller et al. (1995) hatten anhand des gleichen Gesamtkollektivs von 523 chronisch schizophrenen Patienten (Chouinard et al. 1993, Marder und Meibach 1994) mit Re-

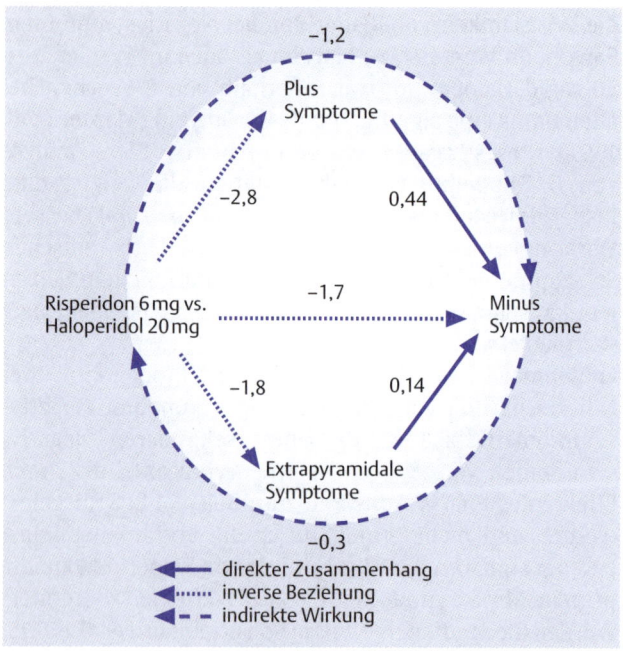

Abbildung 19 Regressionsanalytische Untersuchung über einen möglichen Zusammenhang zwischen reduzierter Negativsymptomatik und gleichzeitige Reduktion der Plussymptomatik und der EPS: Geschätzte Pfad-Koeffizienten für den Vergleich von 6 mg/d Risperidon (n=85) mit 20 mg/d Haloperidol (n=85). Alle Parameter sind signifikant (p<0,05) (Möller et al. 1995).

gressionsanalysen untersucht, ob unter 6 mg/d Risperidon vs. 20 mg/d Haloperidol Zusammenhänge zwischen dem Rückgang der Negativsymptomatik und dem Rückgang der Positivsymptomatik, Veränderungen der depressiven Symptomatik und dem Auftreten von EPS bestehen könnten. Eingehende Analysen im Vergleich mit Haloperidol haben jedoch gezeigt, dass die Reduktion der Negativsymptomatik unter Risperidon ($p < 0,05$) nicht vollständig durch die gleichzeitig erfolgten günstigen Wirkungen auf die Positivsymptomatik und EPS erklärt werden kann (Abb. 19). Dies bestätigt die eigenständige, direkte Wirkung von Risperidon auf die Negativsymptomatik. Außerdem konnte durch diese komplexe statistische Analyse die Hypothese bestätigt werden, dass Risperidon im direkten Effekt auf die Negativsymptomatik Haloperidol überlegen ist (Möller 1998b).

Kognitive Symptomatik

Die kognitive Symptomatik, d.h. die Grundstörung der Aufnahme und Verarbeitung von Informationen, kann gleichermaßen Wahrnehmung, Aufmerksamkeit, Exekutivfunktionen, Gedächtnis und Intelligenz betreffen.

Die Patienten nehmen den „Defekt", d.h. die im Vergleich mit dem Zustand vor Beginn der Erkrankung vorhandenen kognitiven Defizienzen, wahr. In der Rangfolge der häufigsten Klagen und Störungen bei 285 schizophrenen Kranken mit reinen und gemischten Residuen nahmen kognitive Störungen (Konzentrations-, Denk- und Gedächtnisstörungen) mit 75,4 % den ersten Platz ein (Huber 1987).

Schizophrene Kognitionsdefizite werden unter konventionellen Neuroleptika kaum gebessert. Hingegen liegen zu Risperidon bis heute zahlreiche Daten bezüglich seiner guten Wirksamkeit auf kognitive Defizite vor.

Kognitionsstörungen
erfasst mittels psychopathologischer Skalen

In einer Subanalyse von 88 chronisch erkrankten schizophrenen Patienten im Rahmen einer internationalen, doppelblinden Multizenterstudie konnte nachgewiesen werden, dass Risperidon in einer Dosis von 4 und 8 mg/d den PANSS Subscore Kognition im Vergleich zum Ausgangswert signifikant verbessert (siehe Abb. 20). Der PANSS Subscore Kognition umfasst die Items Desorientiertheit, mangelnde Aufmerksamkeit, Selbstbezogenheit, Schwierigkeiten beim abstrakten Denken und formale Denkstörungen. Verglichen mit dem Ausgangswert konnte Haloperidol 10 mg/d keine Verbesserung erzielen (Lindström und von Knorring 1994). Dieses Ergebnis wurde in einer ähnlichen Untersuchung von Marder et al. (1997) bestätigt.

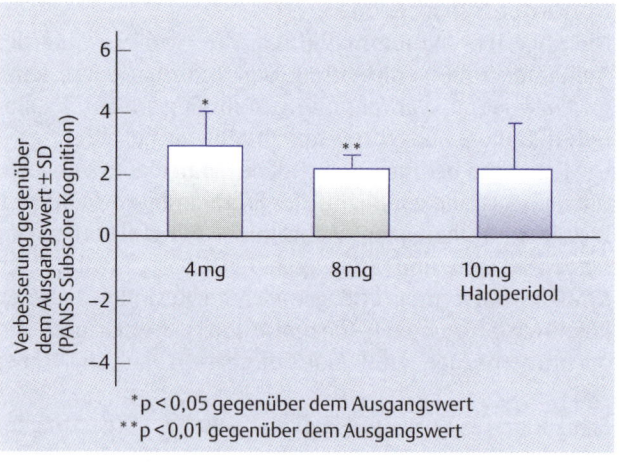

Abbildung 20 Verbesserung der kognitiven Leistungsfähigkeit unter Risperidon gemessen im PANSS Subscore Kognition (nach Lindström und von Knorring 1994) (SD = Standardabweichung).

**Kognitive Funktionen
erfasst mit kognitionspsychologischen Methoden**

Kognitive Störungen können objektiver als mit Fremdbeurteilungsskalen (wie Subfaktoren der PANSS) durch speziell konstruierte Leistungstests erfasst werden. So wandten Gallhofer et al. (1996, 1997) den Labyrinth-Test (PC-Version) an und verglichen die Wirkung konventioneller Neuroleptika (3–15 mg/d Haloperidol und 6–24 mg/d Fluphenazin) mit denen der 5-HT$_{2A}$-/D$_2$-Antagonisten Risperidon (4–8 mg/d) und Clozapin (200–400 mg/d) auf die Kognition eines Teilkollektivs von chronisch schizophrenen Patienten (DSM-III-R, Dauer der Erkrankung >2 Jahre) unter einer Monotherapie im Steady state. Während in den einfachen Labyrinth-Tests nur einfache visuomotorische Fähigkeiten von den Patienten gefordert wurden, verlangten die komplexen Labyrinth-Tests zusätzlich zu den visuomotorischen Fähigkeiten Sequenzieren und strategisches Planen. Erwartungsgemäß fielen die Leistungen in den einfachen Labyrinth-Tests immer besser aus als in den komplexen Labyrinth-Tests. Patienten unter Risperidon und Clozapin zeigten fast durchweg bessere kognitive Leistungen als unbehandelte oder mit konventionellen Neuroleptika behandelte Patienten (Abb. 21). Die Überlegenheit der Patienten unter Risperidon gegenüber Clozapin bei kognitiven Leistungen zeigte sich in den komplexen Labyrinth-Tests, insbesondere bei Aufgaben, die typische Funktionen des präfrontalen Cortex wie strategisches Planen und das Arbeitsgedächtnis in Anspruch nahmen. Gute kognitive Funktionen werden nach Auffassung von Gallhofer et al. (1996, 1997) vor allem für Fähigkeiten verlangt, die normale soziale Interaktionen ermöglichen und damit zu einer verbesserten Lebensqualität der Patienten führen. Entsprechend den Testergebnissen eignet sich Risperidon unter dem Gesichtspunkt

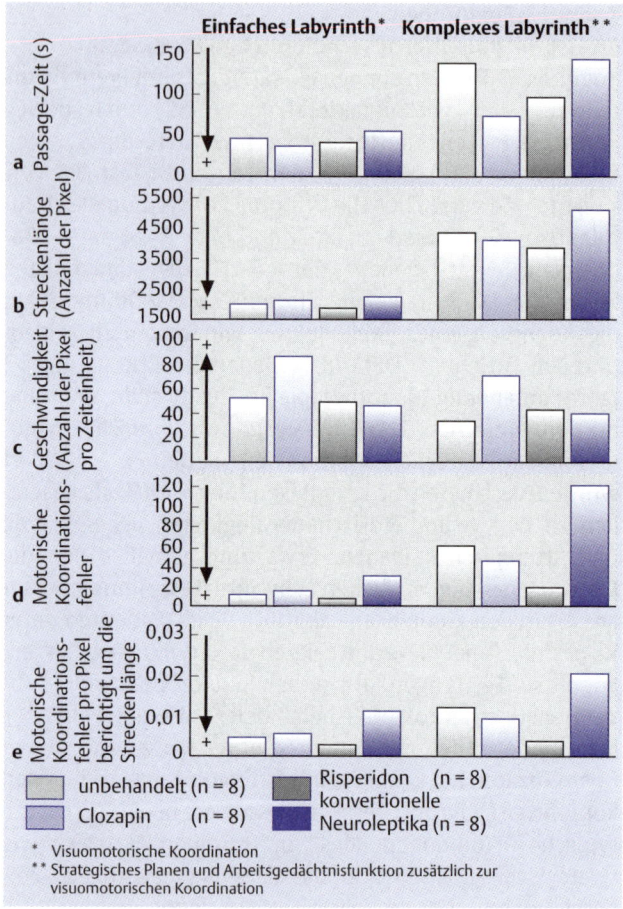

Abbildung 21 Mittelwerte von Testparametern für einfache und komplexe Labyrinth-Tests und Leistungsnachweise von chronisch schizophrenen Patienten unter einer Monotherapie im Steady state. Die Darstellungen (d) und (e) geben darüber hinaus die Leistungsbeurteilungen wieder, die typische Funktionen des frontalen Cortex wie strategisches Planen und Arbeitsgedächtnisfunktionen/motorische Koordination in Anspruch nehmen (nach Gallhofer et al. 1996).

der sozialen Reintegration und verbesserten Sozialkompetenz besser als Clozapin und konventionelle Neuroleptika zur Behandlung chronisch schizophrener Patienten.

Einen umfassenden Überblick über die Effekte von Risperidon auf kognitive Funktionen vermitteln die Arbeiten von Meltzer und McGurk (1999) sowie von Keefe et al. (1999). Tabelle 21 fasst die hierbei gewonnenen Studienergebnisse auszugsweise zusammen.

Wie aus dieser Darstellung ersichtlich, überwiegen ganz eindeutig die positiven Effekte unter der Behandlung mit Risperidon. Auf zwei Arbeiten (Green et al. 1997, Rossi et al. 1997) soll im Anschluss detaillierter eingegangen werden.

Green et al. (1997) untersuchten in einer randomisierten Doppelblindstudie nach einem fixierten oder flexiblen Dosis-Schema die Wirkungen von 6 mg/d Risperidon und 15 mg/d Haloperidol auf das verbale Arbeitsgedächtnis von 59 therapierefraktären schizophrenen Patienten. Das verbale Arbeitsgedächtnis ist für die Autoren von besonderem Interesse, weil seine Funktion mit der präfrontalen Aktivität assoziiert wird. Außerdem kommt dieser Gedächtnisfunktion eine besondere Bedeutung für die psychosoziale Rehabilitation zu.

Das verbale Subsystem des Arbeitsgedächtnisses ist ein fragiler Kurzzeitspeicher. Ein Maß für die Kapazität des verbalen Subsystems sind die Wort- und Ziffernspanne, die mit dem CVLT (California Verbal Learning Test) erfasst werden kann. Darunter wird die Zahl von unzusammenhängenden Worten oder Ziffern verstanden, die nachgesagt werden können.

Die entsprechenden Tests bestätigten die überlegene Wirksamkeit von Risperidon auf das verbale Arbeitsgedächtnis gegenüber Haloperidol (siehe Abb. 22). Die spezielle Wirksamkeit von Risperidon auf die Kognition

Tabelle 21

Änderung kognitiver Funktionen unter Risperidon (modifiziert nach Meltzer und McGurk 1999).

(– ≙ Verschlechterung, = ≙ keine Änderung, + ≙ Verbesserung) (Abk.: CPT=Continuous Performance Test, CVLT= California Verbal Learning Test, WAIS-R=Wechsler Adult Intelligence Scale-Revised, WCST=Wisconsin Card Sorting Test)

Studie (gegliedert nach erfasstem kognitivem Teilbereich)	verwandtes Testverfahren	Ergebnis
Aufmerksamkeit		
Stipp und Lussier (1996)	Selektive Aufmerksamkeit/	+
	Geteilte Aufmerksamkeit	–
	Reaktionszeit	+/=
Rossi et al. (1997)	WAIS-R	
	(Zahlenspanne vorwärts)	=
Kern et al. (1998)	serielle Reaktionszeit	+
Harvey et al. (2000)	CPT	+
Exekutivfunktionen		
McGurk et al. (1997)	Trial making B	+
Rossi et al. (1997)	WCST	+
Arbeitsgedächtnis		
McGurk et al. (1996)	räumliches	
	Arbeitsgedächtnis	+
Green et al. (1997)	Zahlenspanne	+
Rossi et al. (1997)	WAIS-R (Zahlenspanne	+
	rückwärts)	
Verbales Lernen und Gedächtnis		
Stipp und Lussier (1996)	Wortpaare	=
	Word Stem Priming	+
Kern et al. (1999)	CVLT	+

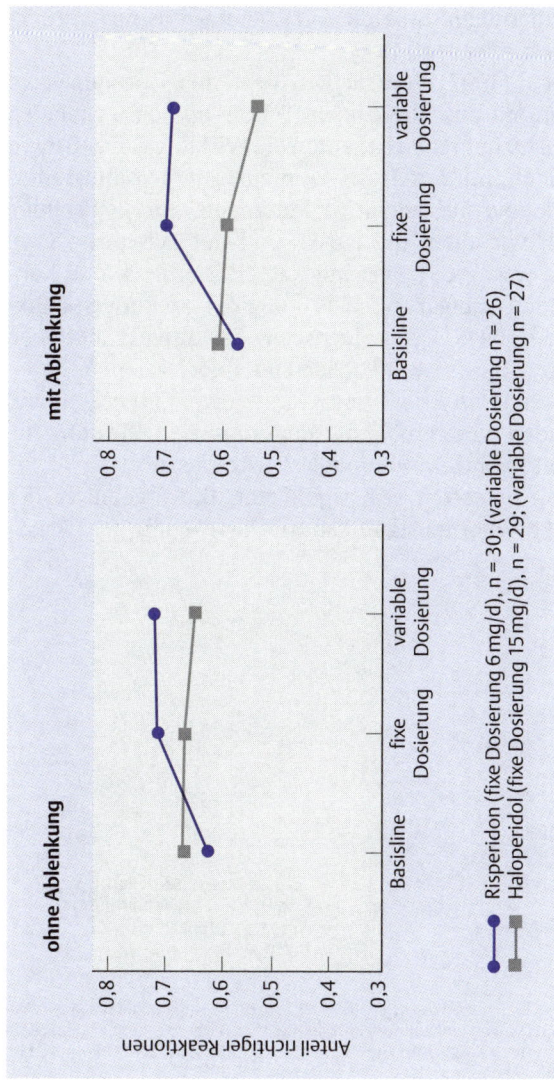

Abbildung 22 Verbale Gedächtnisleistung behandlungsresistenter schizophrener Patienten im Vergleich Risperidon- vs. Haloperidol-Gabe (nach Green et al. 1997)

wird auf seinen direkten 5-HT$_{2A}$-Antagonismus zurückgeführt (Green et al. 1997).

Rossi et al. (1997) untersuchten über einen Zeitraum von 4 Wochen mit anschließendem Follow-up von 6 Monaten bei 25 schizophrenen Patienten die Wirkung von 2–6 mg/d Risperidon (mittlere Dosis 4,6 mg/d) auf die Minussymptomatik und auf kognitive Störungen. Zur Beurteilung wurden vor allem die PANSS und der Wisconsin Card Sorting Test (WCST: Test mit Kategorisierungs- und Konzeptbildungsaufgaben zur Prüfung der exekutiven Funktionen, siehe S. 22ff) eingesetzt. Exekutive Funktionen umfassen die Auswahl relevanter Informationen, deren Speicherung im Arbeitsgedächtnis sowie Entwickeln und Anwenden von Problemlösungsstrategien. Sowohl die Plus- und Minussymptomatik (PANSS) als auch die WCST-Leistung besserten sich signifikant. Die Ergebnisse des WCST korrelierten signifikant mit den Scores der PANSS-

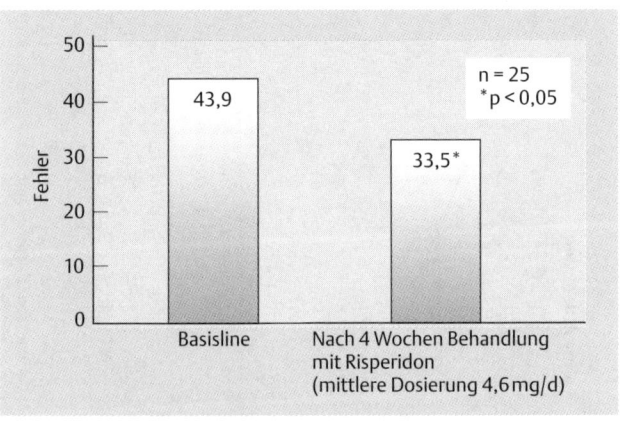

Abbildung 23 Anhand des Wisconsin Card Sorting Tests, der die Fähigkeit zum abstrakten Denken und zur Konzeptbildung prüft, konnte belegt werden, dass Risperidon diese kognitiven Funktionen bessert. Die Zahl der Fehler nahm im Verlauf der Behandlung signifikant ab (Rossi et al. 1997).

Subskala für die Negativsymptomatik (Abb. 23). Daraus wird gefolgert, dass Minussymptomatik und kognitive Störungen auf ein gemeinsames Substrat zurückzuführen sind, das als Ziel der Behandlung mit Risperidon definiert werden kann.

Eine ganz besonders interessante Arbeit wurde kürzlich von Honey et al. (1999) publiziert. Sie benutzten die funktionelle Magnetresonanztomographie um darzustellen, welche Gehirngebiete unter der Therapie mit Risperidon im Vergleich zu typischen Neuroleptika bei Bewältigung einer Arbeitsgedächtnisaufgabe stärker durchblutet werden. Die Autoren konnten zeigen, dass es im Vergleich zu typischen Neuroleptika zu einer Aktivitätszunahme im rechten präfrontalen Kortex, in der supplementären motorischen Area und im posterioren Parietalkortex kam. Somit konnte erstmals demonstriert werden, dass den mittels kognitionspsychologisch gezeigten Leistungssteigerungen unter Risperidon im Vergleich zu atypischen Neuroleptika direkte Durchblutungssteigerungen in den Gehirnarealen zugrunde liegen, die für die Lösung der Aufgaben relevant sind.

Risperidon bessert aufgrund unterschiedlicher Substanzcharakteristika kognitive Prozesse. Zum einen wirkt Risperidon nicht sedierend (keine Blockade der H_1-Rezeptoren), sodass die Vigilanz für die Bewältigung von Tagesaktivitäten einschließlich Beachtung des sozialen Umfeldes erhalten bleibt. Darüber hinaus besitzt die Substanz selbst keine anticholinergen Eigenschaften und muss nicht oder seltener als konventionelle Neuroleptika mit Anticholinergika wie Biperiden zur Kupierung von EPS kombiniert werden. Sharma und Mockler (1998) weisen darauf hin, dass auch die $5-HT_{2A}$-antagonistischen Eigenschaften im Frontalkortex zu einer Normalisierung dopaminerger Funktionen führen, die sich vor allem auf

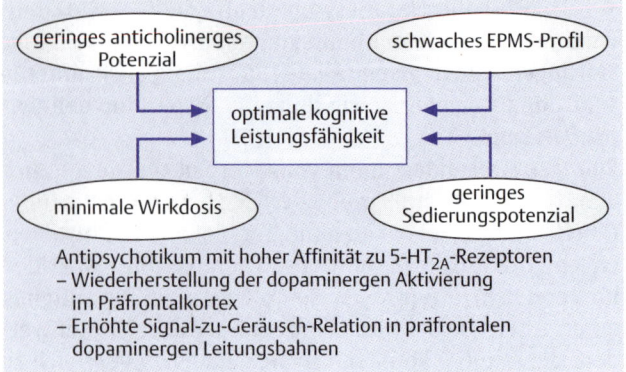

Abbildung 24 Pharmakologische Eigenschaften eines Neuroleptikums, die als Voraussetzung für die Verbesserung kognitiver Eigenschaften gelten

Arbeitsgedächtnisleistungen positiv auswirkt (siehe auch Abb. 24). Verbesserte Kognition und Befindlichkeit bilden die Voraussetzung für eine gesteigerte Lebensqualität und die Wiedereingliederung des Patienten in sein soziales Umfeld. Dieses Erfolgserlebnis verleiht dem Patienten die Kraft und die Motivation, die Therapiemaßnahmen seines Arztes aktiv zu unterstützen, sodass auch therapiebegleitende Maßnahmen früher und zielgerichteter eingesetzt werden können.

Affektive Symptomatik

Nach Bleuler ist die Störung der Affektivität ebenso wie die formale Denkstörung ein Grundsymptom der Schizophrenie, das nachhaltig zum Leiden der betroffenen Patienten beiträgt. Insbesondere depressive Verstimmungen sind durch typische Neuroleptika kaum beeinflussbar, zahlreiche Autoren gehen sogar von einer verschlechternden Wirkung dieser Substanzgruppe auf depressive Symptome aus.

Hingegen konnte bei chronisch-schizophrenen Patienten gezeigt werden, dass Risperidon affektive Symptome signifikant deutlicher mindert als Haloperidol. 6 mg/d Risperidon reduzierten den Durchschnittspunktwert für das Angst-Depressionscluster in der BPRS signifikant stärker als 20 mg/d Haloperidol (p=0,05; Marder et al. 1991), ebenso den PANSS-Faktor ängstlich/depressiv (p<0,001; Marder et al. 1997). Dies wurde in einer weiteren 8-Wochen-Studie mit 4 und 8 mg Risperidon/d bestätigt (Lindström und von Knorring 1994). In einer aus dieser Untersuchung hervorgegangenen Langzeitstudie über 2 Jahre mit Risperidon sank der Wert auf der PANSS-Subskala ängstlich/depressiv gegenüber dem Ausgangswert in der Doppelblindstudie weiter signifikant (p<0,001; Lindström et al. 1995). Bei akut exazerbierten schizophrenen Patienten besserte Risperidon in Dosierungen um 5 mg/d signifikant affektive Symptome wie Angst/Depression oder Anergie, aber auch Symptome im Sinne maniformer Störungen wie Erregung, Größenideen, Feindseligkeit und Anspannung (Rüther et al. 1999).

Peuskens et al. (1997) analysierten die Ergebnisse aus 6 Doppelblindstudien, die die Wirksamkeit von Risperidon (n=693; Dosierung 2–20 mg/d), Haloperidol (n=473; Dosierung 2–20 mg/d) und Placebo (n=88) im Hinblick auf die PANSS-Faktoren Erregung/Größenideen sowie Angst/Depression verglichen. Die Besserung des PANSS-Faktors Erregung (Erregung, Feindseligkeit, unkooperatives Verhalten und gestörte Impulskontrolle) war in der Risperidon-Gruppe signifikant stärker ausgeprägt als bei den Patienten unter Haloperidol oder Placebo (p<0,05). Ebenso ergab die Clusteranalyse des PANSS-Faktors Angst/Depression eine signifikant bessere Wirksamkeit von Risperidon im Vergleich zu Haloperidol und Placebo (p<0,01; Abb. 25). Nach Ansicht der Autoren ist Risperidon bei

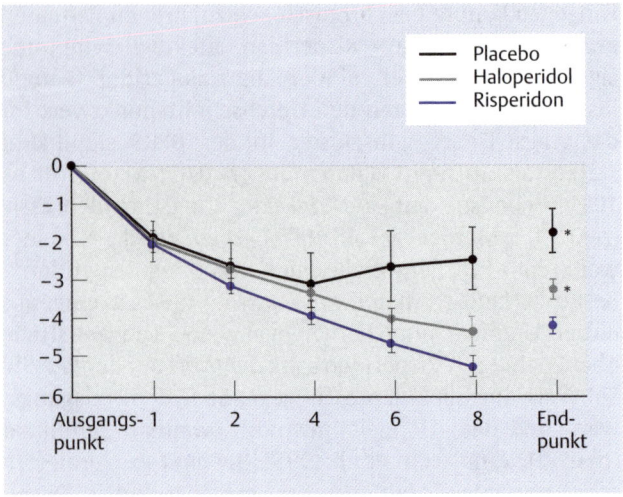

Abbildung 25 Änderungen des PANSS-Subscore Angst/Depression über den Untersuchungszeitraum (X±SD; *p<0,01 versus Risperidon am Endpunkt) (Peuskens et al. 1997)

chronisch schizophrenen Patienten mit affektiven Symptomen wirksamer als Haloperidol. Da vor allem affektive Symptome im Sinne von Angst und Depression nach Abklingen der akuten produktiven Symptomatik bei vielen schizophrenen Patienten ein großes Problem darstellen, ist die Wirksamkeit auf diese Symptomatik ein besonders wichtiger Aspekt der Behandlung. Die Besserung der affektiven Symptomatik durch atypische Neuroleptika wird auf die antiserotonerge Komponente zurückgeführt.

Akute Exazerbationen

Risperidon hat sich auch in der Behandlung von Exazerbationen im Rahmen chronischer Schizophrenien bewährt. In mehreren Vergleichsstudien wurde Risperidon sowohl gegen Placebo als auch gegen Haloperidol, Clozapin und Perphenazin geprüft.

Klieser et al. (1995) verglichen Risperidon, Clozapin und Placebo über 4 Wochen an 59 Patienten mit akuten Symptomen gemäß ICD-9. In den geprüften Dosierungen von 4 und 8 mg/d zeigte Risperidon gemessen am BPRS-Gesamtwert zu allen Untersuchungszeitpunkten eine gleich gute Wirksamkeit wie 400 mg/d Clozapin.

Risperidon (5–15 mg/d) war in der Behandlung von Exazerbationen (DSM-III-R) wirksamer als Perphenazin (16–48 mg/d) (Hoyberg et al. 1993).

In einem Kollektiv von 62 hospitalisierten Patienten mit akuter Exazerbation der Schizophrenie (DSM-III-R), die in einer Studie randomisiert über eine Dauer von 4 Wochen mit Risperidon (mittlere Dosis 7,4 mg/d) oder Haloperidol (mittlere Dosis 7,6 mg/d) behandelt worden waren, erzielte Risperidon bei 81 % und Haloperidol bei 60 % der Patienten eine klinische Besserung (Reduktion des PANSS-Gesamtscores um 20 %), ein statistisch signifikanter Unterschied (Blin et al. 1996).

In einer 6-wöchigen Phase-IV-Studie wurden die Wirksamkeit und Verträglichkeit von Risperidon bei 452 stationären Patienten mit akuter Exazerbation der chronischen Schizophrenie untersucht (Rüther et al. 1998). Die Mittelwerte der Symptom-Scores (modifizierte PANSS, Positiv-, Negativ- und Allgemeinpsychopathologie-Subscores sowie CGI) besserten sich signifikant (p<0,001). Eine Subanalyse bei sehr erregten Patienten (PANSS-Erregungs-Subscore ≥ 4) ergab eine signifikante Besserung der Symptome. Keiner der Patienten brach die Behandlung während der 1. Woche aufgrund mangelnder Wirksamkeit ab. Der PANSS-Positiv-Subscore wies sowohl bei erregten wie bei nicht erregten Patienten zu jedem Erhebungszeitpunkt eine signifikante Besserung auf (Abb. 26). Die

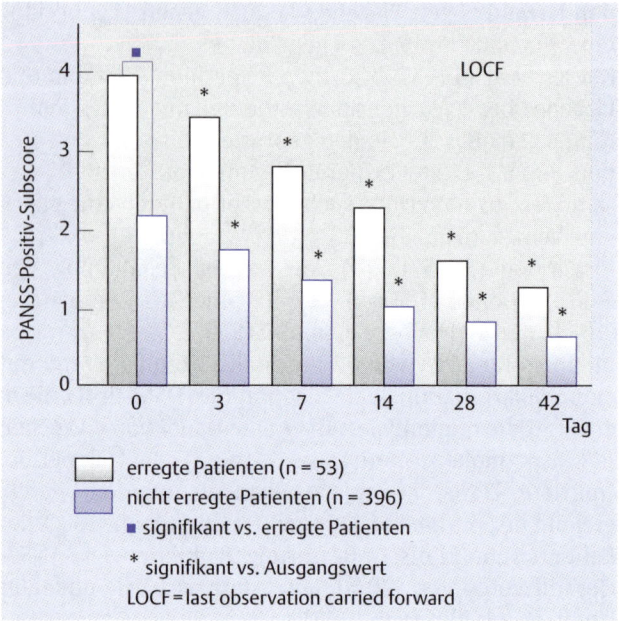

Abbildung 26 Besserung der Positivsymptomatik unter Risperidon bei erregten und nicht erregten chronisch schizophrenen Patienten mit akuter Exazerbation (Rüther et al. 1998)

mittlere Tagesdosis lag am Endpunkt der Beobachtung bei 5,6 mg Risperidon für erregte und nicht erregte Patienten. Diese Ergebnisse belegen die Wirksamkeit und Verträglichkeit von Risperidon auch bei ausgeprägten Erregungszuständen.

Insgesamt wird deutlich, dass mit Risperidon akute Symptome einer Schizophrenie gut behandelt werden können. Da Risperidon keine allgemein sedierenden und psychomotorisch dämpfenden Eigenschaften aufweist, sollte gegebenenfalls vorübergehend eine sedierende Begleitmedikation in Erwägung gezogen werden.

Langzeittherapie und Rezidivprophylaxe

Grundsätzlich ist in der antipsychotischen Langzeitbehandlung zwischen der prophylaktischen Behandlung zur Verhinderung von psychotischen Reziven und der symptomsuppressiven Medikation zur Kupierung chronisch-psychotischer Symptomatik zu unterscheiden. Ziel der Langzeitmedikation ist nicht nur ein „Frei von" psychotischer Symptomatik mit einer Verhinderung stationärer Wiederaufnahmen, sondern immer auch ein „Fähig zu" besserer psychischer und sozialer Lebensbewältigung. Dabei muss die Nutzen-Risiko-Abwägung auch die berufliche und soziale Integration sowie die subjektive Zufriedenheit des einzelnen Patienten berücksichtigen (Möller und Schmauß 1996).

Die kombinierte Auswertung von 3 Langzeitstudien mit insgesamt 111 Patienten (DSM-III-R) zeigt, dass Risperidon in der Lage ist, das Krankheitsbild schizophrener Patienten in der Langzeitbehandlung stetig zu stabilisieren. Der mittlere BPRS-Gesamtscore reduzierte sich bereits während der ersten 4 Wochen der Behandlung um 20 Punkte und blieb auf diesem niedrigen Niveau bis zum Abschluss der Studie nach einem Jahr. Am Endpunkt der Untersuchung wiesen 62 % der Patienten eine klinische Besserung von 50 % und 37 % der Patienten sogar eine Besserung von 75 % gegenüber dem Ausgangswert auf (Abb. 27) (Mertens 1990).

Diese Ergebnisse wurden in zwei weiteren offenen Langzeitstudien (De Wilde und Dierick 1991, Lindström et al. 1995) bestätigt, wobei in der letzteren Studie der Rückgang der extrapyramidalen Symptome (Parkinsonismus, Dystonie, Dyskinesie), gemessen als mittlerer ESRS-Score, im Verlauf von 2 Jahren Behandlung mit Risperidon bemerkenswert war. Der Wert ging um 50 % von 8,9 (Ausgangswert Doppelblindstudie) auf 4,5 (Endpunkt) zurück.

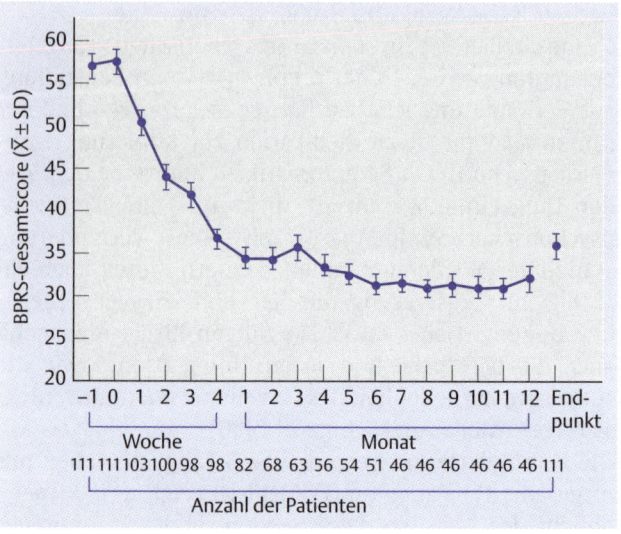

Eine in Deutschland durchgeführte offene Langzeitstudie über 2 Jahre untersuchte die Wirksamkeit und Verträglichkeit sowie den Anwendungsmodus von Risperidon bei 886 Patienten (Philipp et al. 1998). Die Symptom-Scores (modifizierte PANSS-Positiv-, -Negativ- und -Allgemeinpsychopathologie-Subskalen, psychosoziales Funktionsniveau und CGI) besserten sich zu jedem Beobachtungszeitpunkt im Vergleich zum Ausgangswert signifikant (p<0,001). Ebenso verbesserten sich die EPS-Scores signifikant gegenüber Baseline (p<0,001; Abb. 28). Der Rückgang der Symptom-Scores war bei den Patienten am höchsten, die aus Gründen der Verträglichkeit, insbesondere wegen EPS, zu Risperidon gewechselt waren. Die mittlere Tagesdosis von Risperidon betrug 4,7 mg/d.

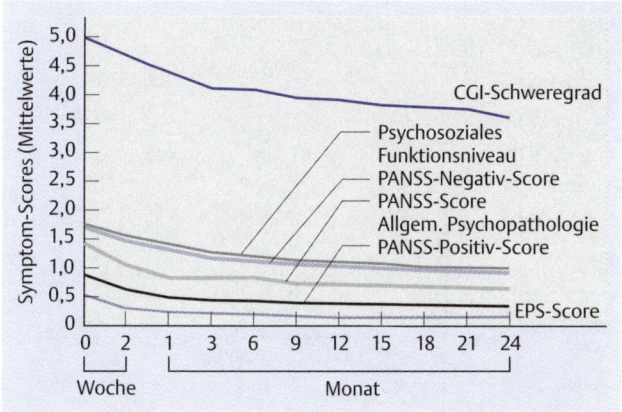

Abbildung 28 Signifikante Besserung (p<0,001) der Symptom-Scores unter Risperidon (mittlere Dosis 4,7 mg/d), ermittelt anhand der modifizierten PANSS-Positiv, -Negativ und -Allgemeinpsychopathologie-Subskalen (Ausprägungsgrade 0: keine, 1: milde, 2: mäßige, 3: schwere Störungen), des psychosozialen Funktionsniveaus (Kriterien: Hygiene/Körperpflege, Leistungsfähigkeit, Freizeitgestaltung), der CGI (Schweregrad) und eines EPS-Fragebogens (Kriterien: Dystonie, Parkinsonismus und Tremor) (nach Philipp et al. 1998)

80 % der Patienten erhielten Risperidon vom dritten Monat an als Monotherapie. Bei 87 % der Patienten wurde die Compliance mit „sehr gut" oder „gut" beurteilt. Die Rezidivrate lag bei 23 % und deckte sich damit mit der unten aufgeführten doppelblinden Vergleichsstudie.

In einer von Csernansky et al. (2000) prospektiv mit 367 Patienten doppelblind versus Haloperidol durchgeführten Langzeitstudie über mindestens 1 Jahr konnte nachgewiesen werden, dass die Zeit bis zum Auftreten eines Rezidivs wesentlich länger war als unter Haloperidol und dass die Rezidivrate unter Risperidon signifikant niedriger war als unter dem konventionellen Neuroleptikum (Abb. 29). Im ersten Jahr rezidivierten unter Risperidon nur 23,2 % der Patienten vs. 34,6 % der Patienten unter

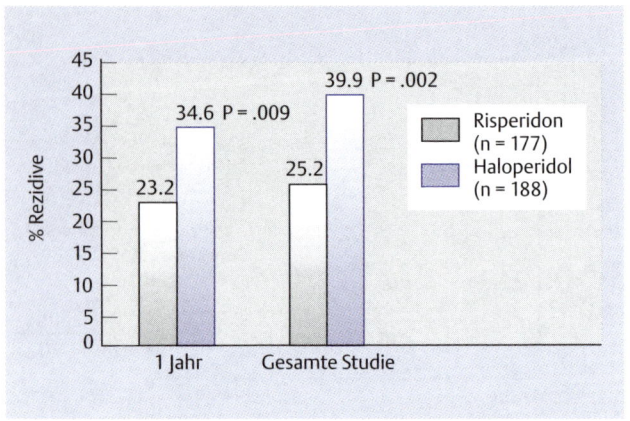

Abbildung 29 Rezidiv-Raten (nach Csernansky et al. 2000)

Haloperidol (p=0,009), über den gesamten Studien-zeitraum wurde der Unterschied noch deutlicher (25,4 % vs. 39,9 %, p=0,002). Die Zeit bis zum Auftreten eines

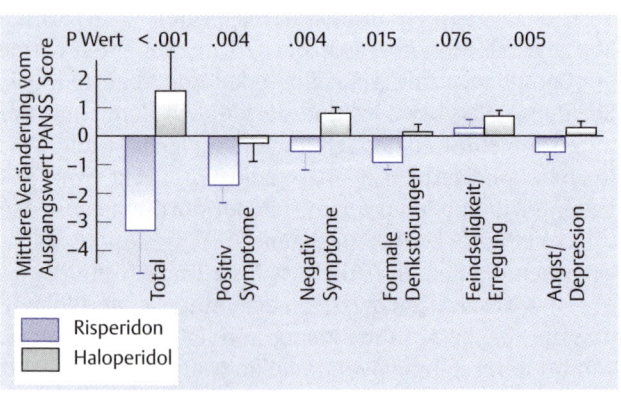

Abbildung 30 Mittlere Veränderungen der einzelnen Subsyndrome des PANSS (nach Csernansky et al. 1999)

Rezidivs war für Risperidon erheblich länger (452,2 ± 17,7 vs. 391,3 ± 21,8 Tage, p=0,001). Im Rahmen der Studie war Risperidon Haloperidol in der Wirksamkeit im PANSS-Gesamtwert und den Subitems Plus-, Minussymptome, formale Denkstörungen und Angst/Depression signifikant überlegen (Abb. 30).

Zahl der Krankenhausaufnahmen

Ein wesentlicher Aspekt der Langzeitwirksamkeit ist auch, ob die Zahl und die Dauer der Krankenhausaufenthalte mit einem Neuroleptikum vermindert werden kann.

Durch die Weiterentwicklung der Antipsychotikatherapie ist die Zahl der Krankenhausaufnahmen und die Dauer der Krankenhausaufenthalte chronisch schizophrener Patienten deutlich zurückgegangen. Viele chronisch Erkrankte können wieder am sozialen Alltag teilnehmen. Die Compliance als Voraussetzung für die relative Rezidiv- und Symptomfreiheit wird offenbar durch ein subjektiv besseres Lebensgefühl und eine bessere Kontaktfähigkeit zu Menschen gefördert (Franz und Gallhofer 1996). Die Patienten versuchen aufgrund der verbesserten Befindlichkeit, von sich aus Behandlungsunregelmäßigkeiten zu vermeiden und tragen auf diese Weise selbst zum Behandlungserfolg bei.

Risperidon führt aufgrund seiner umfassenden Wirkung auf die Symptome der Schizophrenie und seiner guten Verträglichkeit zu einer deutlich verbesserten Befindlichkeit und einer gesteigerten Lebensqualität der Patienten. Insbesondere die Behandlung kognitiver Symptome durch Risperidon ohne zusätzliche vigilanzmindernde Sedation führt zu erhöhter Sozialkompetenz und einer integrationsfördernden Verbesserung der Patientenautonomie. Abgesehen vom Gewinn an Lebensqualität, ergibt die Reduktion von Zahl und Dauer der Krankenhausaufenthalte auch eine bedeutsame Einsparung an Kosten für das Gesundheitswesen. Bereits 1–2 Wochen Krankenhausaufenthalt, die dem Patienten erspart bleiben, decken die jährlichen Kosten der medikamentösen Behandlung (Höffler et al. 1998).

In einer israelischen Studie konnte gezeigt werden, dass atypische Antipsychotika das Rehospitalisierungsrisiko über den Zeitraum von 2 Jahren gegenüber konventionellen Antipsychotika um ein Drittel senken (Rabinowitz et al. 2001). Daten des Israelischen nationalen Registers für Krankenhausaufnahmen psychisch Kranker (Israels National Psychiatric Hospitalisation Case Registry) wurden ausgewertet. Berücksichtigt wurden schizophrene Patienten die entweder auf Risperidon (n=268), Olanzapin (n=313) oder konventionelle Antipsychotika (n= 458) eingestellt waren. Nach 24 Monaten waren noch 67 % resp. 6 9 % des Risperidon- und Olanzapin-Kollektivs in ambulanter Behandlung gegenüber lediglich 52 % der Patienten mit konventioneller Behandlung.

Philipp (1996) registrierte bei 59 Patienten, bei denen die Krankenhausaufnahmen ein Jahr vor und ein Jahr nach der Behandlung mit Risperidon (empfohlene Dosis 6 mg/d) verglichen wurden, einen durchschnittlichen Rückgang der Aufnahmen um 67 %. Gleichzeitig reduzierte sich die Verweildauer im Krankenhaus, ausgedrückt als Zahl der Krankenhaustage, durchschnittlich um 74 % (Abb. 31).

Eine offene Langzeitstudie mit Risperidon verglich nach 1 bzw. 2 Jahren die Anzahl von Tagen/Jahr im Krankenhaus, betreuten Wohneinrichtungen und Tagesstätten in einem Teilkollektiv von chronisch schizophrenen Patienten, die zuvor an einer 8-wöchigen Doppelblindstudie (Risperidon vs. Haloperidol) teilgenommen hatten (Lindström und von Knorring 1994, Lindström et al. 1995). Die mittlere Zahl von Krankenhaustagen reduzierte sich sowohl nach einem Jahr

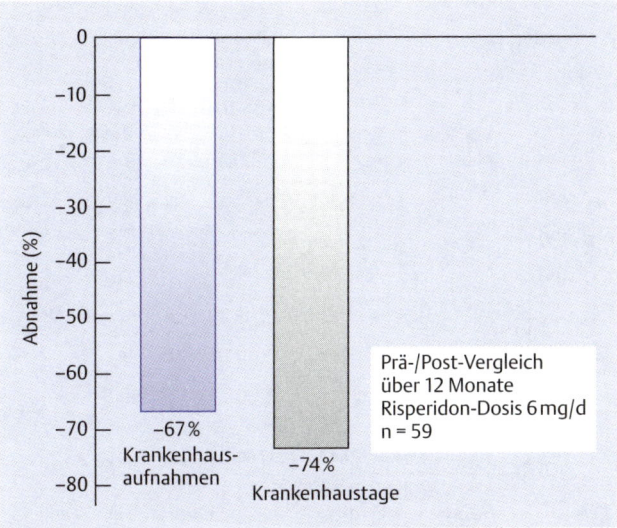

Abbildung 31 Durchschnittliche Reduktion von Krankenhausaufnahmen und Krankenhaustagen im Vergleich ein Jahr vor und ein Jahr nach Beginn der Behandlung mit Risperidon (empfohlene Dosis 6 mg/d) bei 59 chronisch schizophrenen Patienten (Philipp 1996)

als auch nach 2 Jahren Behandlung mit Risperidon signifikant (p<0,05). Gleichzeitig stieg die mittlere Zahl der Aufenthaltstage in betreuten Wohneinrichtungen (p<0,01) und Tagesstätten (1 Jahres-Follow-up: p<0,001) signifikant (Abb. 32). Ebenso erhöhte sich das soziale Funktionsniveau (Sozialkompetenz) der Patienten nach 2 Jahren Behandlung signifikant (p<0,05). Die Autoren wiesen insbesondere darauf hin, dass die Kosten für den Aufenthalt in betreuten Wohneinrichtungen erheblich niedriger sind als die Kosten eines Krankenhausaufenthalts und die Lebensqualität der Patienten außerdem deutlich zunimmt.

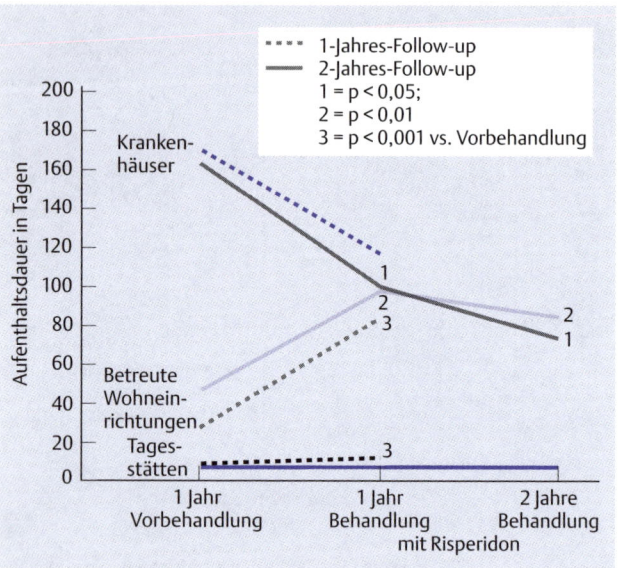

Abbildung 32 Mittlere Zahl der Aufenthaltstage in Krankenhäusern, betreuten Wohneinrichtungen und Tagesstätten vor und während der Behandlung mit Risperidon (nach Lindström et al. 1995)

In einer weiteren Studie von durchschnittlich 10-monatiger Dauer mit 99 chronisch schizophrenen Patienten wurde vor und nach der Behandlung mit Risperidon in optimaler Dosierung eine Reduktion der Krankenhausaufnahmen um 60 % und der Krankenhaustage um 58 % erreicht. Da 75 % der Krankenhauskosten auf institutionelle Leistungen entfallen und nur 5% auf Medikamente, wurde trotz der Erhöhung des Kostenanteils für die medikamentöse Therapie durch Risperidon eine geschätzte Einsparung von can$ 8000,– pro Patient und Jahr erzielt (Albright et al. 1996).

Im Alpha-Projekt, einer deutschen Langzeituntersuchung bei chronisch schizophrenen Patienten, ließ sich die Hospitalisierungsrate unter Therapie mit Risperidon im Vergleich zum Jahr vor Aufnahme in die Studie um 84 % senken (Philipp et al. 1999).

Fazit

Durch die gute Wirksamkeit von Risperidon, die bessere Verträglichkeit und die erhöhte Compliance im Vergleich zu Haloperidol kommt es zu deutlich weniger Rezidiven. Die Langzeitbehandlung mit Risperidon kann als Prüfstein sowohl in Bezug auf Wirksamkeit und Verträglichkeit als auch mit Blick auf die soziale Rehabilitation und die Lebensqualität der Patienten gewertet werden. Der Rückgang der Symptom-Scores, die gute Verträglichkeit und die hohe Patienten-Compliance in der kontrollierten Anwendung von Risperidon über Zeiträume bis zu 2 Jahren eröffnen vielen Patienten durch verbesserte Alltagskompetenz und soziale Interaktionsfähigkeit den Weg in ein weitgehend normales Leben, was sich nicht zuletzt auch an den reduzierten Krankenhausaufenthalten zeigt.

Lebensqualität

In einer Befragung von 605 Psychiatern, welches Kriterium in ihren Augen Lebensqualität für schizophrene Patienten darstellt, wurde dieser Begriff am häufigsten mit sozialer Reintegration in Verbindung gebracht. Besondere Bedeutung wurde dabei der Arbeit, sozialen Kontakten und der Akzeptanz durch die Umwelt beigemessen. In der weiteren Rangfolge wurden die Befreiung von Krankheitssymptomen genannt sowie der Wunsch, dass die Patienten ausreichend arbeits- und leistungsfähig sowie sozial kompetent seien, um die sozialen Rollenerwartungen erfüllen und selbstständig leben zu können. Für die Lebensqualität relevant erschien den befragten Ärzten außerdem, dass die Patienten möglichst wenig unter Nebenwirkungen der Antipsychotika-Therapie leiden (Holzinger et al. 1997).

In einer offenen 6-monatigen Studie, an der 980 mit Risperidon (mittlere Dosis 5,4 mg/d) behandelte chronisch schizophrene Patienten teilnahmen, wurde ein signifikanter Anstieg des QLS-Scores (Quality of Life Scale) registriert (p<0,05 vs. Ausgangswert). Fast parallel dazu stiegen der GAF-Score (Globale Beurteilung des Funktionsniveaus, Achse V, DSM-IV), und die BPRS-Werte sanken gleichzeitig in entsprechendem Maß (Abb. 33) (Barcia et al. 1996). Damit zeigt sich, dass mit dem Rückgang der Symptomatik die Lebensqualität steigt.

In einer 4-monatigen Vergleichsstudie zwischen konventionellen und atypischen Antipsychotika wurden die Faktoren untersucht, die die Lebensqualität von chronisch schizophrenen Patienten beeinflussen (Franz et al. 1997). In einem im Hinblick auf die Therapie blind geführten standardisierten Interview (Munich Quality of Life Dimensions List) wurden 33 Patienten unter atypischen Antipsy-

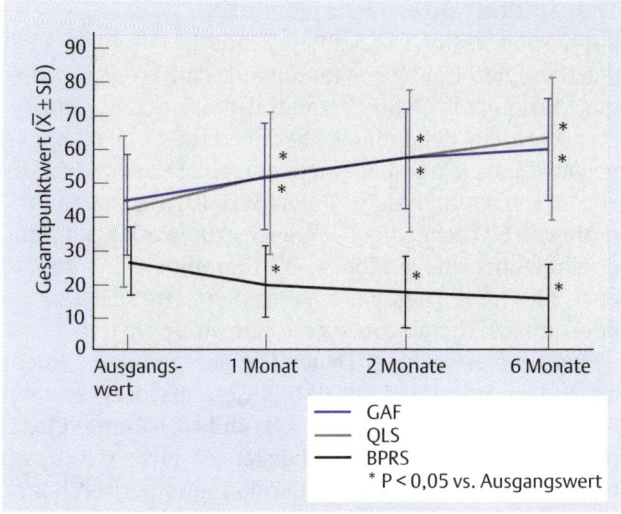

Abbildung 33 Mittlere Veränderung von BPRS, QLS (Quality of Life Scale) und GAF (Globale Beurteilung des Funktionsniveaus) unter der Behandlung mit Risperidon (mittlere Dosis 5,4 mg/d) bei 980 schizophrenen Patienten (nach Barcia et al. 1996)

chotika und 31 Patienten unter konventioneller Neuroleptika-Behandlung befragt. Die Patienten unter der Behandlung mit atypischen Antipsychotika wie Risperidon (n=11), Clozapin (n=11) und Zotepin (n=11) wiesen eine signifikant höhere Lebensqualität auf (t=−2,4; p<0,05). Die Komponenten, die die Lebensqualität signifikant (p<0,05) bestimmten, waren physisches Wohlbefinden sowie das Gesellschafts- und Alltagsleben. In Gruppenanalysen, aufgeteilt nach der Medikation, führten nur Risperidon und Clozapin zu einer signifikanten Erhöhung der Lebensqualität (p<0,05), nicht dagegen Zotepin. Die Autoren bestätigen die Bedeutung der subjektiv empfundenen Lebensqualität (Besserung der Befindlichkeit, der Alltags- und Sozialkompetenz) für die Compliance der Patienten.

Therapierefraktäre Symptomatik

Ein besonderes pharmakotherapeutisches Problem stellt die therapierefraktäre Symptomatik dar. Da sich bisher nur Clozapin als erster Vertreter der atypischen Antipsychotika in der Behandlung therapierefraktärer Patienten bewährt hat, wurde bei einem entsprechenden Kollektiv von 64 schizophrenen Patienten (ICD-10) über einen Zeitraum von 6 Wochen eine Vergleichsstudie mit Risperidon durchgeführt (Risperidon: n=37, Clozapin: n=27; Konrad et al. 1997). Die Therapieresistenz definierte sich als zwei oder mehr Therapieversuche mit Antipsychotika von wenigstens 3-wöchiger Dauer. Die Responderrate (mehr als 20 %ige Reduktion des PANSS-Gesamtscores) war mit 62,1 % unter Risperidon (4,9 mg/d) und 40,7 % unter Clozapin (355 mg/d) bei beiden Substanzen nicht signifikant unterschiedlich, aber für Risperidon nummerisch höher. Die extrapyramidalen Symptome waren von Beginn an gering ausgeprägt und nahmen im Verlauf weiter ab. Die Besserungen auf der SWN (Subjective Well-being under Neuroleptic treatment)-Selbstbeurteilungsskala gegenüber Baseline waren in beiden Gruppen signifikant, wobei die relativen Änderungen deutlich zu Gunsten von Risperidon ausfielen (Zunahme des Gesamtscores unter Risperidon um 27,8 Punkte vs. 14,5 Punkte unter Clozapin; Abb. 34). Insgesamt besserten sowohl Risperidon als auch Clozapin nicht nur psychopathologische Symptome, sondern auch das subjektive Wohlbefinden von Patienten mit zuvor therapieresistenter Schizophrenie.

In einer 8-wöchigen multizentrischen Doppelblindstudie wurde Risperidon (mittlere Dosis 6,4 mg/d) mit Clozapin (mittlere Dosis 291,2 mg/d) bei 86 chronisch schizophrenen Patienten mit Therapieresistenz (definiert als therapierefraktär oder intolerant gegenüber entsprechenden

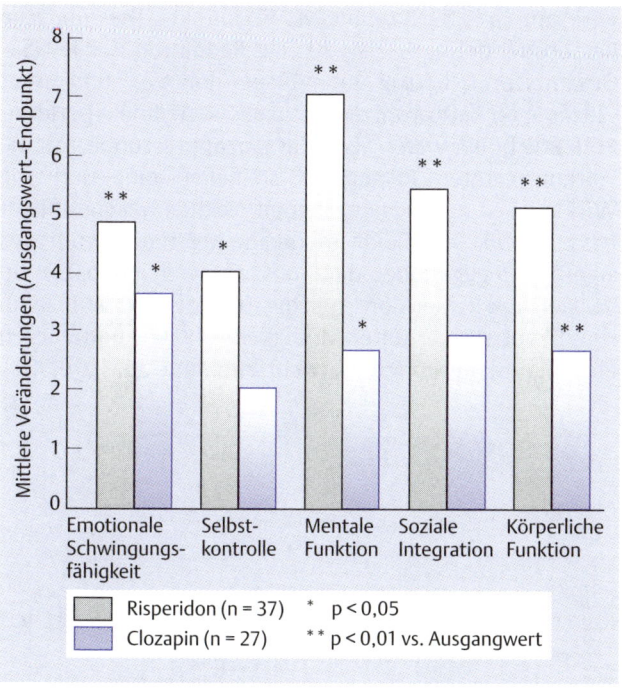

Abbildung 34 Signifikante Besserungen auf der SWN-Skala (Selbstbeurteilung der Befindlichkeit unter Neuroleptika) bei 64 therapierefraktären stationären Patienten unter Risperidon (49 mg/d) und Clozapin (355 mg/d) im Verlauf von 6 Wochen Behandlung (Konrad et al. 1997)

Dosen zweier verschiedener Klassen konventioneller Antipsychotika für wenigstens 4 Wochen) verglichen (Bondolfi et al. 1998). Ein anfänglicher Score auf der Gesamt-PANSS von 60–120, entsprechend einem mäßigen bis schweren Erkrankungsgrad, war Voraussetzung für die Studienaufnahme. Risperidon und Clozapin erwiesen sich bei therapierefraktären Patienten als gleichwertig wirksam (p<0,05 Baseline vs. Endpunkt). Die klinische Besserung, definiert als >20 %ige Reduktion des PANSS-Gesamtscores, betrug unter Risperidon 67 % und unter Clozapin 65 %. Obwohl die Ausgangswerte im Risperidon-Kollektiv höher waren als in der Clozapin-Gruppe, trat die Wirkung unter Risperidon schneller ein, und die Wirksamkeit in den ersten beiden Wochen war signifikant besser (Abb. 35). Beide Medikamente reduzierten EPS signifikant gegenüber dem Ausgangswert (p<0,05). Im Vergleich zu Risperidon litten die Patienten unter Clozapin signifikant stärker unter Müdigkeit (p<0,05) und wiesen eine signifikant höhere Gewichtszunahme auf (p<0,001).

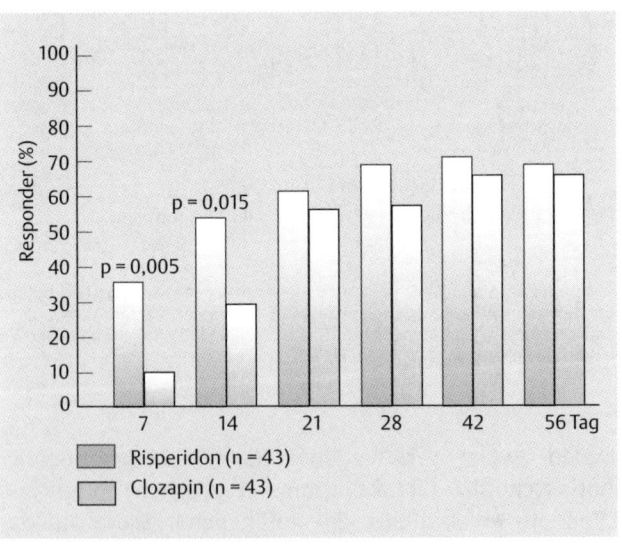

Abbildung 35 Klinische Besserung, definiert als >20 %ige Reduktion des PANSS-Gesamtscores (Response), im Studienverlauf von 8 Wochen in einem Kollektiv von 86 stationären therapierefraktären Patienten mit chronischer Schizophrenie unter Risperidon (mittlere Dosis 6,4 mg/d) vs. Clozapin (mittlere Dosis 291,2 mg/d) (Bondolfi et al. 1998)

Diese Ergebnisse legen eine gleichwertige therapeutische Wirksamkeit von Risperidon bei therapierefraktären und nicht-therapierefraktären Patienten nahe, die sich auch in der Wiederherstellung der Sozialkompetenz zeigt.

Ältere Patienten mit Schizophrenie

Ältere Patienten sind besonders empfindlich gegenüber Nebenwirkungen konventioneller Antipsychotika (Sciolla und Jeste 1998). Neben EPS sind vor allem anticholinerge Nebenwirkungen problematisch. Das Risiko von Spätdyskinesien wird mit dem Auftreten von EPS unter konventioneller Antipsychotika-Therapie in Verbindung gebracht. Da atypische Antipsychotika wie Risperidon deutlich geringere EPS-Raten aufweisen, besteht die berechtigte Hoffnung, dass sie auch seltener Spätdyskinesien verursachen. Außerdem verursacht Risperidon in der Regel keine anticholinergen Nebenwirkungen wie 20-trizyklische Antipsychotika (Keks 1996).

Die Clearance unter Risperidon ist jedoch bei älteren Probanden gegenüber jüngeren um ca. 30 % verringert und die Eliminationshalbwertszeit entsprechend verlängert (s.o.). Die Plasmaproteinbindung wird dagegen im Alter nicht beeinflusst (Snoeck et al. 1995). Zur Verträglichkeit von Risperidon bei älteren Patienten siehe auch Kapitel 4.4.

Vergleichende Bewertung der neuen atypischen Neuroleptika

Der beste Weg, die neuen atypischen Neuroleptika zu vergleichen, besteht darin, sie im Rahmen einer Studie gegeneinander zu prüfen. Hierbei kann dann direkt erkannt werden, ob eines dieser atypischen Neuroleptika bei der untersuchten Patientengruppe besser wirkt und/oder besser verträglich ist. Neben diesem Ansatz können auch

Daten, die nicht aus direkt vergleichenden Untersuchungen stammen, in die Betrachtung einbezogen werden. Immer wird eine solche vergleichende Analyse auf den zwei Ebenen Wirksamkeit und Verträglichkeit durchzuführen sein.

Direkt vergleichende Untersuchungen neuer atypischer Neuroleptika

Es gibt bisher drei direkt vergleichende Untersuchungen:

- Olanzapin vs. Risperidon (Tran et al. 1997)
- Risperidon vs. Olanzapin (Conley et al. 1998)
- Amisulprid vs. Risperidon (Peuskens et al. 1999)

Bei diesen drei Studien wurden akut schizophrene Patienten für 8 bzw. 6 Wochen (Tran et al. 1997) mit den jeweiligen Neuroleptika behandelt. Wichtig für das Verständnis der Ergebnisse sind die diesen klinischen Prüfungen zu Grunde liegenden Dosierungsanweisungen: In der Tran et al.-Studie erhielten die Patienten 15 mg/d Olanzapin in den ersten 7 Tagen, dann konnte in einem Bereich von 10 bis 20 mg Olanzapin/d eine Dosisanpassung erfolgen. Risperidon wurde mit 2 mg am 1. Tag, 4 mg am 2. und 6 mg am 3. bis 7. Tag gegeben, dann konnte eine Dosisanpassung im Bereich von 4 bis 12 mg/d erfolgen. Dies führte zu durchschnittlichen Olanzapin-Tagesdosen von 17,2 mg, für Risperidon betrug dieser Wert 7,2 mg.

Bei der Untersuchung von Conley und Mitarbeitern wurde lediglich für die Tage 1 und 2 eine fixe Dosierung (2 mg Risperidon/d, 10 mg Olanzapin/d) vorgegeben, dann konnten die Untersucher in einem Bereich von 2 bis 6 mg/d für Risperidon bzw. 5 bis 20 mg für Olanzapin die für den individuellen Patienten beste Dosierung frei wählen. Dies resultierte in einer mittleren täglichen Dosis von 4,8 mg für Risperidon und 12,5 mg für Olanzapin. Peuskens et al. (1999) verwandten während der gesamten Studienperiode fixe Dosen von 800 mg Amisulprid bzw. 8 mg Risperidon pro Tag.

In Bezug auf die Wirksamkeit zeigte sich in der wegen methodischer Mängel und inadäquater Dosierung umstrittenen Studie von Tran et al. (1997) bei beiden Substanzen eine deutliche Reduktion in der PANSS, Unterschiede ergaben sich nicht. In der SANS, die in erster Linie die Negativsymptomatik erfasst, war Olanzapin Risperidon statistisch signifikant überlegen, desgleichen bei den Responseraten (PANSS-basiert). Bei der Interpretation dieser Daten ist allerdings zu beachten, dass 57,6 % der Olanzapin-behandelten Patienten die Studie beendeten, aber nur 47,3 % der unter Risperidon geführten Patienten. Somit ist diese Studie insgesamt durch eine hohe Ausfallquote gekennzeichnet. Da unter Risperidon mehr Patienten die Untersuchung vorzeitig beendeten als unter Olanzapin, kann dies bei der verwendeten LOCF-Analyse (Last observation carried forward), bei der der zuletzt gewonnene Wert (z.B. der PANSS oder SANS) eines Patienten, der die Studie abbricht, in die Auswertung eingeht, dazu führen, dass in der Gruppe mit der höheren Ausfallquote eine „schlechtere" Wirksamkeit resultiert, was nicht zutreffen muss für die Patienten, die bis zum Ende der Beobachtungszeit in der Studie verbleiben.

Bei der Conley et al.-Studie (1998) gab es keine unterschiedlich hohen Abbruchraten. Auch hier waren keine Unterschiede zwischen beiden Behandlungsarten im PANSS-Gesamtwert vorhanden, allerdings war Risperidon Olanzapin im PANSS-Subscore „Positivsymptomatik" und „Angst/Depression" statistisch signifikant, bei der Negativsymptomatik nummerisch überlegen. Im Vergleich Amisulprid vs. Haloperidol ergaben sich keine statistisch signifikanten Wirksamkeitsunterschiede.

Verträglichkeit

Hier soll die Darstellung auf die EPS-Häufigkeit sowie auf Gewichtsveränderungen fokussiert werden. EPS trat in der Tran et al.-Studie unter Risperidon signifikant häufiger auf als unter Olanzapin (z.B. Simpson-Angus-Skala als Maß für parkinsonoide Beschwerden bei 12,5 vs. 22,3 % der Patienten). In der Studie von Conley et al. (1998) gab es keine statistisch signifikanten Unterschiede zwischen Olanzapin und Risperidon in Bezug auf EPS, allerdings war hier der Anteil an Patienten, die spontan Parkinson-Symptome zu irgendeinem Zeitpunkt der Studie berichteten, unter Risperidon mit 18,3 % im Vergleich zu Olanzapin mit 12,7 % höher. In der Studie von Peuskens et al. (1999) trat EPS in gleicher Häufigkeit auf. Was die Gewichtszunahme betrifft, zeigte sich in beiden Untersuchungen mit dem Vergleich Risperidon vs. Olanzapin, dass die Gewichtszunahme unter Olanzapin wesentlich und statistisch signifikant höher war als unter Risperidon (s. Abb. 36).

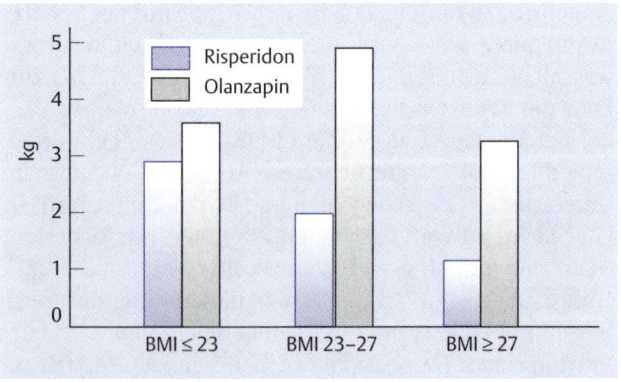

Abbildung 36 Veränderung des Gewichts stratifiziert für den Body Mass Index (BMI) unter Olanzapin im Vergleich zu Risperidon (nach Conley et al. 1998)

Wertet man die EPS-Ergebnisse somit insgesamt, so bleibt festzustellen, dass bei hohen Risperidon-Dosen, wie in der Tran et al.-Studie, die nicht der aktuellen Dosierungs-empfehlung entsprechen, Risperidon zu mehr EPS führte als Olanzapin, bei korrekter Dosierung war ein solcher Nachteil allenfalls marginal für Risperidon vorhanden. Selbst unter zu hoher Dosierung zeigten Risperidon-behandelte Patienten nicht mehr EPS als Patienten, die Amisulprid erhielten (Peuskens et al. 1999).

Andere Datenquellen

Die gute Wirksamkeit von Risperidon auf die Positiv-symptomatik zeigt die tabellarische Zusammenfassung (Tab. 22) der Kontrollgruppenstudien zu Risperidon bei Akutmanifestationen schizophrener Psychosen (Möller 2000). Die extrapyramidale Verträglichkeit von Risperi-don war in diesen Studien deutlich besser als die der Vergleichssubstanzen.

Eine vergleichende Übersicht zur Wirksamkeit der atypischen Neuroleptika auf verschiedenen Beurteilungs-ebenen gibt Tabelle 23.

Tabelle 22

Risperidon bei akuten schizophrenen Psychosen (Doppelblindstudien) (nach Möller 2000)

Autoren	Pat.	Wirksamkeit	Extrapyramidale Nebenwirkungen
Marder et al. 1992	388	Risperidon=Haloperidol>Placebo	Haloperidol>Risperidon=Placebo
Ceskova u. Svestka 1993	62	Risperidon=Haloperidol	Risperidon<Haloperidol
Min et al. 1993	35	Risperidon=Haloperidol	Risperidon<Haloperidol
Peuskens et al. 1995	1362	Risperidon=Haloperidol	Risperidon<Haloperidol
Blin et al. 1996	62	Risperidon>Haloperidol=Levomepromazin	Haloperidol>Risperidon=Levomepromazin
Hoyberg et al. 1993	107	Risperidon=Perphenazin	Risperidon=Perphenazin
Huttunen et al. 1995	98	Risperidon=Zuclopenthixol	Risperidon<Zuclopenthixol

Tabelle 23

Vergleichende Wirksamkeit neuer atypischer Neuroleptika auf verschiedenen Beurteilungsebenen

(Abk.: = gleiche Wirksamkeit; + bessere Wirksamkeit; ++ deutlich bessere Wirksamkeit; ? Datenbasis ungenügend)

	Risperidon	Olanzapin	Quetiapin	Amisulprid
Plussymptome	= oder +	=	=	=
Minussymptome	+	+	+/=	+
Affektive Symptome	++	++	+	+
Kognitive Störungen	++	++	+	+
Therapieresistenz	+	+	?	?

Wirksamkeit – Referenzsubstanz Haloperidol

Verträglichkeit

Die speziellen Nebenwirkungen von Risperidon werden in Kapitel 4 diskutiert. An dieser Stelle soll nur auf das Verträglichkeitsprofil im Vergleich zu anderen atypischen Neuroleptika eingegangen werden. Diese sind in Tab. 24 (modifiziert nach Möller 2000) zusammengefasst.

Von besonderer Relevanz, dies wurde schon aus der Darstellung der direkten Vergleichsstudien evident, sind auch die Gewichtsveränderungen, die kürzlich in einer Meta-Analyse von Allison et al. (1999) zusammengefasst worden sind (siehe Abb. 37).

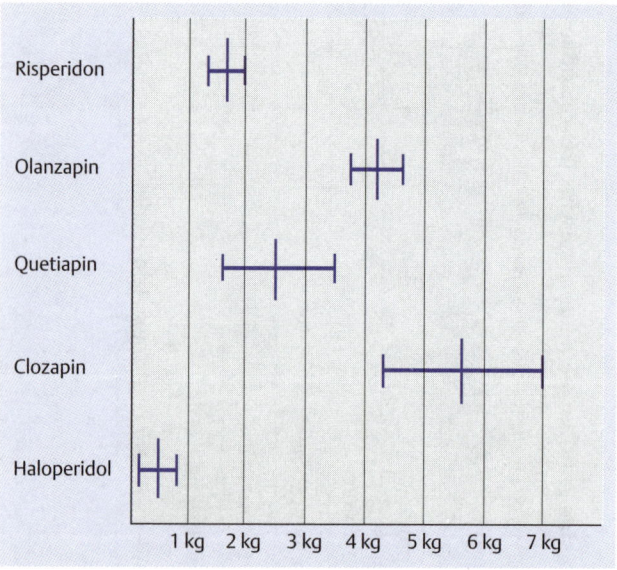

Abbildung 37 Darstellung der mittleren Gewichtszunahme einschließlich 95% Konfidenzintervall für atypische Neuroleptika im Vergleich zu Haloperidol (modifiziert nach Allison et al. 1999)

Tabelle 24

Verträglichkeit – zusammenfassende Darstellung (modifiziert nach Möller 2000)

	klassische Neuroleptika[a]	moderne Antipsychotika[b]				
		Clozapin	Olanzapin	Quetiapin	Amisulprid	Risperidon
Neurologische Nebenwirkungen						
Extrapyramidale Symptome	++++	0	0 – (+)	0 – +	+	0 – (+)[1]
Epileptische Anfälle	0	+++	0	0	0	0
Andere						
Orthostatische Hypotension	+++	+ – +++	+	++	0	+
Sedation	+ – +++	+++	+	+	(+)	0
Transaminasen-Anstieg	+	+ – +	0 – ++	0 – +	0	0 – +
Anticholinerge Nebenwirkungen	+ – +++	+++	+	+	0	0
Leukopenie / Agranulozytose	0	+++	+(+)[3]	0	0	0
Prolaktin-Anstieg	+++	0	0 – +	0 – +	+++	+[2]
Gewichtszunahme	+ – ++	+++	+++	+	(+)	(+)

[1] = dosisabhängiges Auftreten von EPS über 6mg/Tag für Risperidon
[2] = dosisabhängiger Anstieg im Dosisbereich von 4–6 mg sind prolaktininduzierte NW nicht häufiger als bei Plazebo
[3] = Mitteilung der AkdÄ 1/2001

3.2 Affektive Störungen

Manische Syndrome

In einer Reihe von Kasuistiken wurde berichtet, dass Risperidon bei therapieresistenter akuter Manie (Goodnick 1995), dysphorischer Manie (Vieta et al. 1995) sowie manischen Symptomen im Rahmen von AIDS (Singh und Catalan 1994) wirksam ist, wenngleich auch Hinweise vorliegen, dass die alleinige Gabe von Risperidon bei therapieresistenten manischen Patienten ohne die gleichzeitige Verabreichung eines Mood Stabilizers nicht ausreichend sein kann (Sajatovic et al. 1996).

Die erste umfängliche Untersuchung zur Wirksamkeit von Risperidon bei Manie führten Tohen et al. (1996) durch. In diese prospektive, offene Untersuchung wurden 15

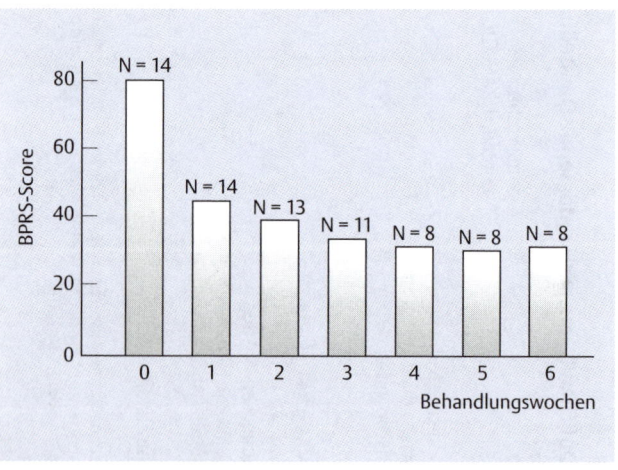

Abbildung 38 Verlauf des BPRS-Scores in der offenen Studie von Tohen et al. (1996)

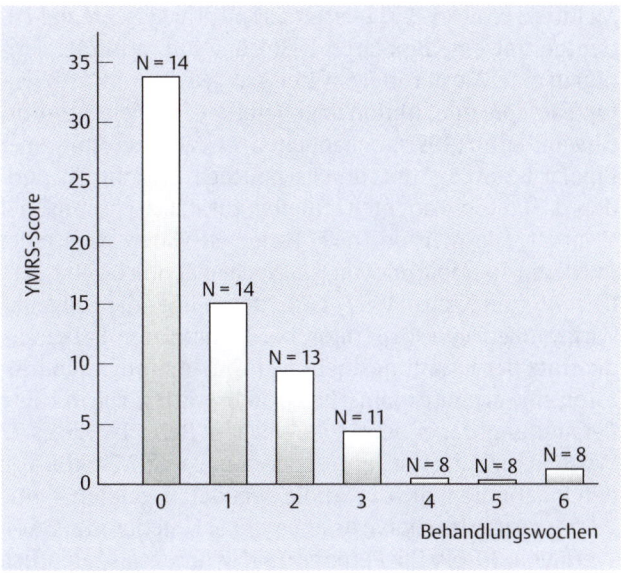

Abbildung 39 Verlauf des Scores der Young Mania Rating Scale (YMRS) in der Studie von Tohen et al. (1996)

manische Patienten mit psychotischen Symptomen im Rahmen einer Bipolar-II-affektiven Störung eingeschlossen. Eine vor Studienbeginn schon begonnene Therapie mit Mood Stabilizern (Lithium, Carbamazepin, Valproat) konnte mit unveränderter Dosis beibehalten werden. Die Risperidon-Dosis ab Tag 7 betrug 6 mg/d. Abb. 38 zeigt die Besserung während der Studie gemessen mit der Brief Psychiatric Rating Scale (BPRS), Abb. 39 mit der Young Mania Rating Scale (YMRS).

Ähnlich positive Ergebnisse für die Kombination Risperidon und Mood Stabilizer berichteten auch Paik et al. (1995).

McIntyre et al. (1997) wiesen auf positive Effekte bei Patienten mit eine Bipolaren-II-Störung hin, wenn Risperidon in einer Dosierung von 1 bis 6 mg/d einer insuffizienten Therapie mit Lithium oder Valproat zugegeben wurde. Ghaemi et al. (1997) behandelten 14 Patienten mit einer Bipolar-I-Störung mit durchschnittlich 2,75 mg Risperidon/d. 11 dieser Patienten erhielten zusätzlich Lithium oder Valproat. Die meisten (n=9) Patienten waren nach einer mittleren Therapiezeit von 6,4 Wochen deutlich gebessert. Ghaemi und Sachs (1997) berichteten über die Langzeitwirksamkeit von Risperidon bei 12 bipolaren Patienten, die trotz der Erhaltungstherapie mit Stimmungsstabilisatoren eine erneute manische Episode erlitten. Die mittlere Behandlungsdauer betrug 24 Wochen (Bereich: 0,5 bis 72 Wochen) und die mittlere Risperidondosis 2,75 mg/d. Von den 8 Patienten, die die Studie beendeten, zeigten 4 eine Verbesserung im Global Assessment of Functioning (GAF)-Wert von 10 bis 25 Punkten und wurden als „deutlich gebessert" im CGI gewertet.

In einer retrospektiven Fallanalyse, die 50 konsekutiv aufgenommene stationäre Patienten mit einer Bipolaren Störung einschloss, fanden Sachs et al. (1998), dass Clozapin, Risperidon und Olanzapin eine ähnliche Wirksamkeit aufwiesen, allerdings war die Gewichtszunahme unter Clozapin und Olanzapin wesentlich deutlicher ausgeprägt als unter Risperidon.

Keck und Kollegen (1995) untersuchten 144 Patienten mit einer bipolaren Störung (außer 2 Patienten litten alle unter einer Manie oder einer gemischten Episode). Alle Patienten zeigten eine Response unter Risperidon, bei den Patienten mit einer deutlichen Besserung war die Risperidondosis im Mittel 6 mg/d, bei Patienten, die nur eine mäßige Symptombesserung aufwiesen, wurden durchschnittlich 7 mg/d Risperidon gegeben.

Neben diesen methodisch angreifbaren, da offenen Studien liegen nun auch erste Ergebnisse aus kontrollierten Untersuchungen vor. So schloss Segal (1998) 45 Patienten, die die DSM-IV-Kriterien für eine Bipolare Störung, manische Phase, erfüllten, in eine 3-Arm-Studie ein. Die Patienten erhielten entweder Risperidon (6 mg/d), Haloperidol (10 mg/d) oder Lithium (800-1200 mg/d). In allen drei Behandlungsgruppen zeigte sich eine hoch signifikante Verbesserung in der Mania Rating Scale (MRS).

Die überzeugendsten Daten zur Wirksamkeit von Risperidon sowohl in der Akutbehandlung als auch in der Erhaltungstherapie manischer Syndrome bei bipolaren Störungen liegen aus zwei Studien vor, die bisher erst teilweise auf Kongressen vorgestellt wurden, der in den USA durchgeführten RIS-USA-102-Studie (Sachs und Ghaemi 2000) und der mit RIS-INT-46 bezeichneten internationalen Untersuchung (Yatham 2000) . Beide Studien folgten einem ähnlichen Design. Zunächst wurde bei akut manischen Patienten im Rahmen einer bipolaren affektiven Psychose die Akutwirksamkeit im Vergleich zu Placebo und zu Haloperidol (RIS-USA-102) bzw. ausschließlich zu Placebo (RIS-INT-46) untersucht, anschließend wurden die Patienten, die in den Studien verblieben waren, für weitere 10 Wochen offen mit Risperidon weiterbehandelt. Während der gesamten Studienperiode erhielten die Patienten zusätzlich einen Mood Stabilizer (Lithium oder Valproat in RIS-USA-102, Lithium, Valproat oder Carbamazepin in RIS-INT-46). Untersucht wurde also jeweils der Effekt von Kombinationstherapien. Die wichtigsten Studiendaten fasst Tabelle 25 zusammen.

Die verwandte mittlere Risperidon-Dosis im Akutteil war in beiden Studien mit knapp 4 mg/d nahezu identisch, in der RIS-USA-102-Studie wurden durchschnittlich 6,2 mg

Tabelle 25

Synopsis der Studien RIS-USA-102 bzw. RIS-INT-46

	(nur in den USA durchgeführt)	(international durchgeführt)

▸ manische oder gemischt-manische Episode
▸ 3 Wochen randomisierte, doppelblinde Behandlung
▸ anschließend: 10-wöchige offene Behandlung mit Risperidon

	RIS-USA-102 (N)	RIS-INT-46 (N)
Risperidon und Mood Stabilizer	52	75
Placebo und Mood Stabilizer	51	75
Haloperidol und Mood Stabilizer	53	–
(n)	156	150

Haloperidol/d gegeben. Im 3-wöchigen, doppelblinden Akutbehandlungsteil der Studie zeigten sich in allen Effektivitätskriterien ähnliche Ergebnisse, das Hauptzielkriterium, der Verlauf der YMRS, ist für die RIS-USA-102-Studie in Abbildung 40 dargestellt.

Besonders in der RIS-USA-102-Studie wird deutlich, dass Risperidon und Haloperidol bereits ab der Woche 1 der Placebo-Gabe eindeutig und statistisch signifikant überlegen sind. Für beide Studien zeigt sich ebenfalls ein deutlicher Unterschied zwischen Verum und Placebo, wenn die Responder betrachtet werden, die eine mindestens 50 %ige Abnahme in der YMRS am Ende der 3-wöchigen Akutbehandlungsphase aufwiesen (Abb. 41).

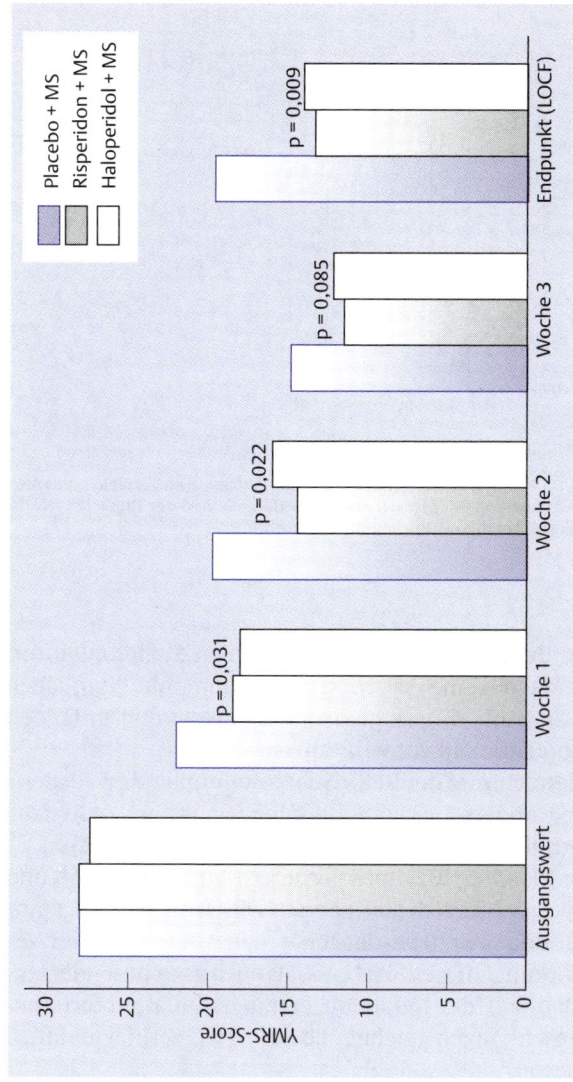

Abbildung 40 Verlauf des YMRS-Scores in der Studie RIS-USA-102 während der 3-wöchigen Akutbehandlungsphase (Signifikanzberechnung Risperidon vs. Placebo)

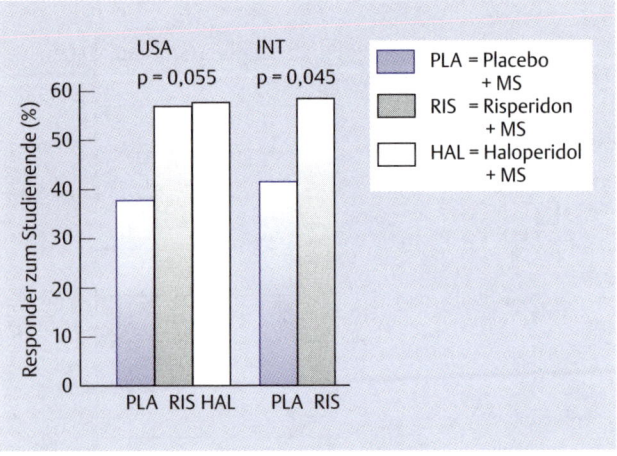

Abbildung 41 Prozent Responder (> 50%iger Abnahme im Vergleich zum Ausgangswert auf der YMRS) in der Studie RIS-USA-102 und der Studie RIS-INT-46 (Signifikanzberechnung Risperidon vs. Placebo)

Wenn die Patienten mit psychotischen Symptomen mit denjenigen ohne psychotische Symptome verglichen wurden (Abb. 42), zeigt sich, dass Risperidon in beiden Subpopulationen gut wirksam ist.

Die Betrachtung der BPRS-Subscores ergibt, dass Risperidon besonders ausgeprägt auf die Syndrome „Aktivität", „Feindseligkeit" und „Denkstörung" wirkt (Abb. 43).

In der RIS-USA-102-Untersuchung waren Risperidon und Haloperidol ähnlich antimanisch wirksam. Allerdings war Risperidon sowohl bei der generellen Betrachtung der Nebenwirkungen (siehe Abb. 44) als auch ganz besonders im Hinblick auf die Induktion extrapyramidal-motorischer Nebenwirkungen (siehe Abb. 45) Haloperidol deutlich überlegen.

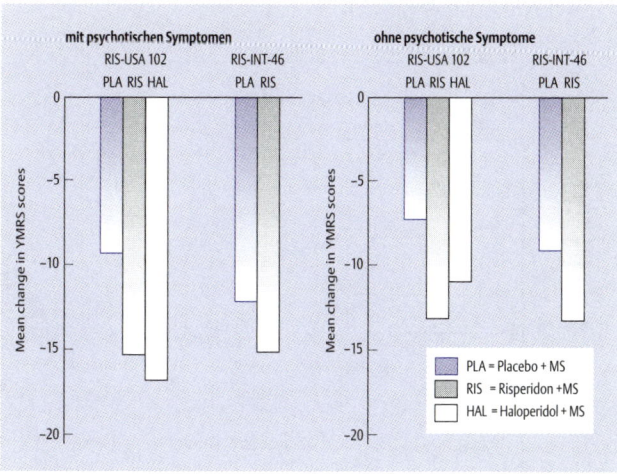

Abbildung 42 Vergleich der Wirksamkeit auf Patienten mit und ohne psychotische Symptome

In der RIS-INT-46 zeigte sich in der Risperidon-Gruppe ein Rückgang in der YMRS von ca. 20 Punkten. Im Vergleich zur Placebo-Gruppe war dieses Ergebnis jedoch nur beinahe signifikant. Als ausschlaggebend dafür muß die Behandlung mit Carbamazepin und die daraus entstehende pharmakokinetische Interaktion angesehen werden. Bei den mit Carbamazepin behandelten Patienten fand sich ein 1,7 bis 3,7fach erniedrigter Plasmaspiegel von Risperidon (Yatham 2000). Nach Exklusion aller mit Carbamazepin behandelten Patienten fand sich eine signifikant bessere Wirksamkeit von Risperidon im Vergleich zu Placebo (Abb. 47).

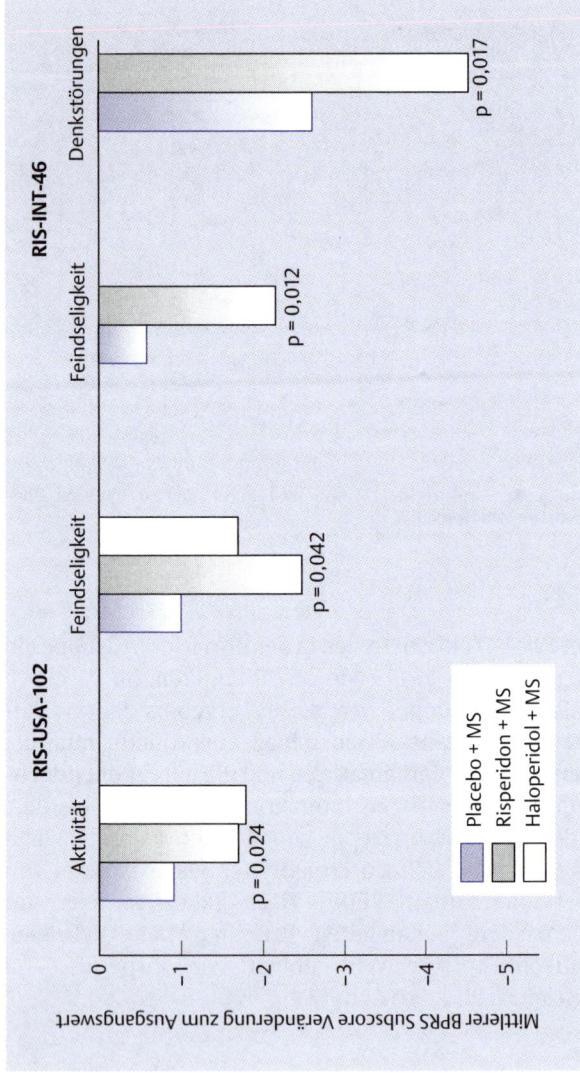

Abbildung 43 Wirksamkeit auf ausgewählte BPRS-Subsyndrome (Signifikanzberechnung Risperidon vs. Placebo)

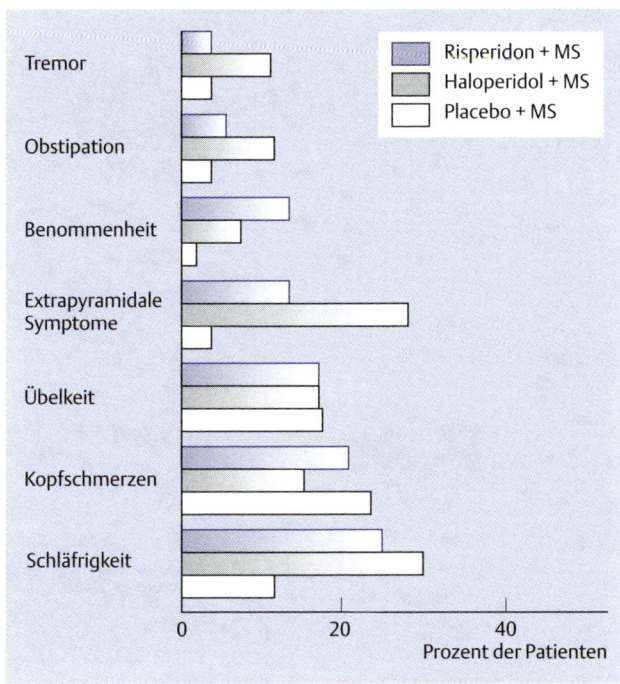

Abbildung 44 Nebenwirkung (bei mehr als 10 % der Patienten in der doppelblinden Studienphase auftretend) in der Studie RIS-USA-102

Somit können aus diesen beiden akut-add-on-Behandlungsstudien folgende Schlüsse gezogen werden:

» Risperidon ist effektiv und gut verträglich in der Behandlung manischer Syndrome, wenn es zu Mood Stabilizern hinzugegeben wird.

» Schon in der 1. Woche ist die Kombination von Risperidon mit einem Mood Stabilizer der alleinigen Therapie mit Mood Stabilizern überlegen.

135

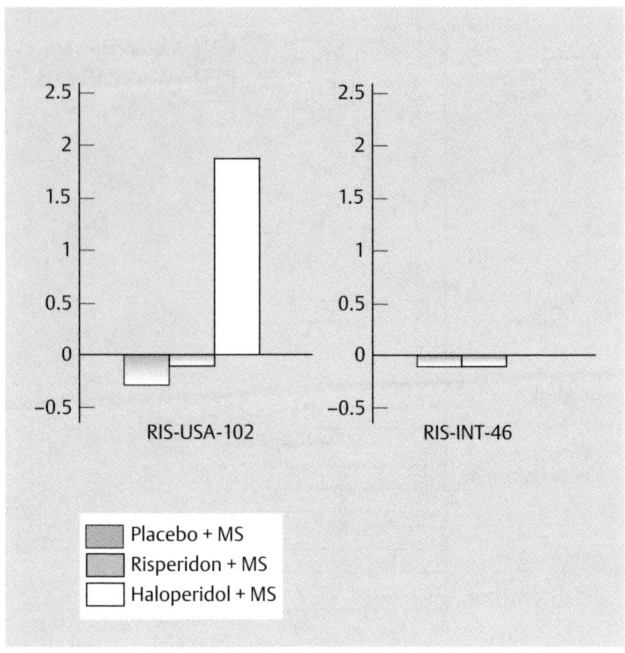

Abbildung 45 Extrapyramidal-motorische Nebenwirkungen (ESRS-Skala) in den beiden Studien RIS-USA-102 und RIS-INT-46

- Risperidon ist bei manischen Patienten mit und ohne psychotische Symptome wirksam.
- Risperidon wirkt besonders gut auf Aktivität, Feindseligkeit und Denkstörung.

Neben der Akutwirksamkeit scheint Risperidon auch in der Erhaltungstherapie gut wirksam zu sein. Dies wird – betrachtet man die offenen Langzeitergebnisse – aus den beiden oben zitierten Studien deutlich (siehe Abb. 46 und 47).

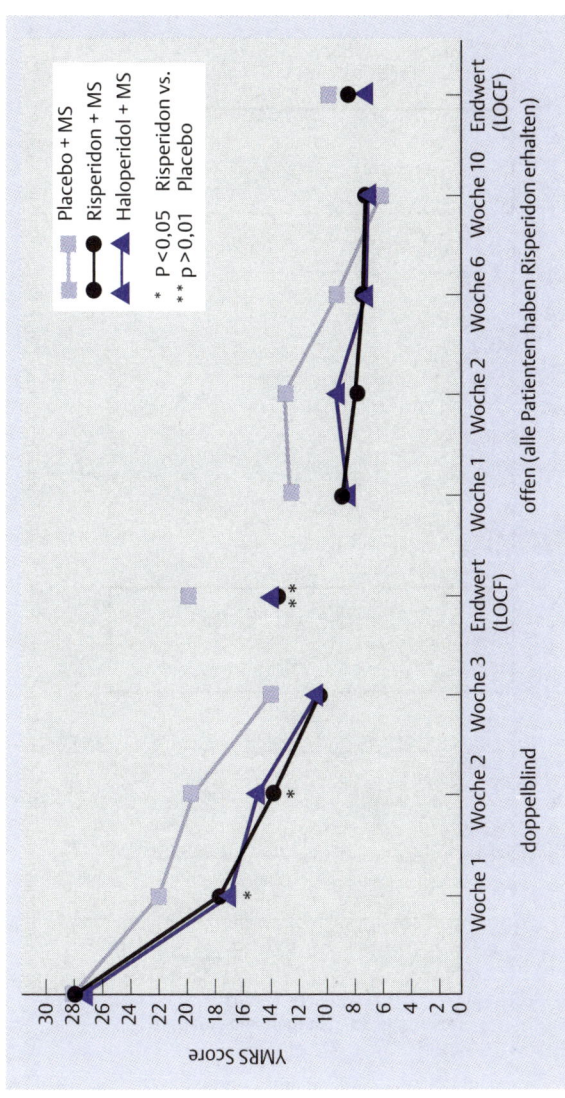

Abbildung 46 Veränderung des YMRS-Scores in der Studie RIS-USA-102 in der doppelblinden Akut- und der offenen 10-wöchigen Langzeitperiode

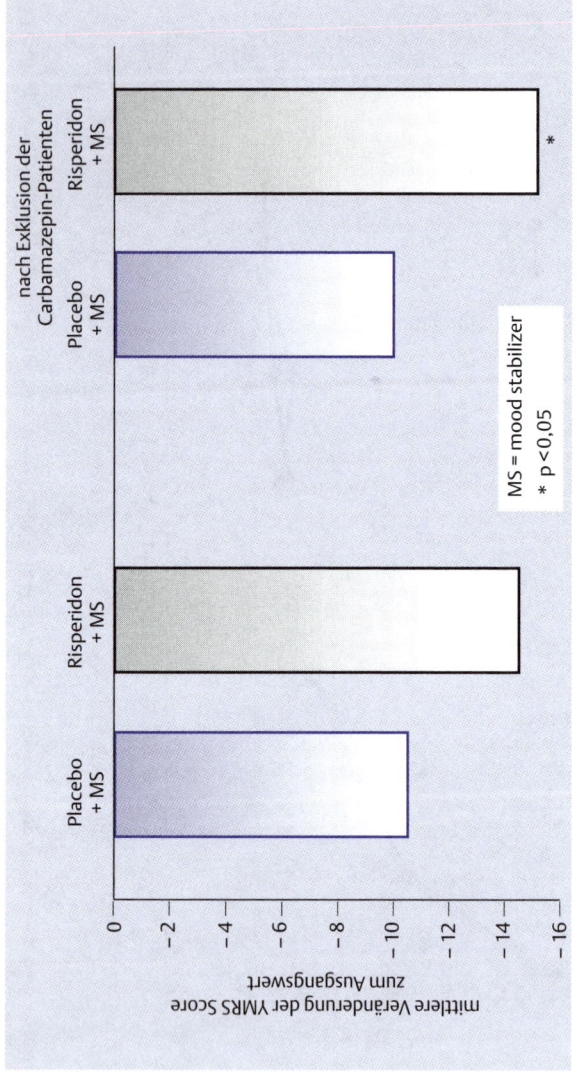

Abbildung 47 Veränderung des YMRS-Scores in der RIS-INT-46-Studie vom Ausgangswert zum Endpunkt (fast observation carried forward)

Psychotische Depression

Wenn psychotische Symptome wie Wahn und/oder Halluzinationen im Rahmen einer depressiven Episode auftreten, liegt eine besonders schwer ausgeprägte Erkrankung vor, die in der Regel schlechter als nicht-psychotische Depressionen behandelbar ist. Der Monotherapie mit Antidepressiva ist die so genannte Zweizügeltherapie vorzuziehen, bei der eine Komedikation mit Neuroleptika erfolgt. Traditionellerweise kommen hier typische hoch- und mittelpotente Neuroleptika zum Einsatz, die neuen, atypischen Neuroleptika bieten aber aufgrund ihrer ausgeprägten antipsychotischen Wirksamkeit bei guter Verträglichkeit eine wertvolle Alternative. Allerdings gibt es bisher nur wenig publizierte Erfahrungen für atypische Neuroleptika in dieser Indikation. So berichten Lane und Chang (1998) in einer Kasuistik über den ausgeprägt positiven Effekt einer Risperidon-Monotherapie bei therapieresistenten, psychotischen Depressionen. Schär et al. (1995) haben 13 Patienten mit einer wahnhaften Depression über 28 Tage mit 3,0 bis 4,5 mg Risperidon-Monotherapie behandelt. 7 dieser Patienten wurden am Ende der Behandlung als Responder eingestuft, sie hatten sich in der globalen Wirkeinschätzung sehr gut oder gut gebessert.

Vieta et al. (2000) haben versucht, für die verschiedenen affektiven Erkrankungen ein Behandlungsschema zu entwickeln. Zunächst untersuchten sie insgesamt 541 Patienten, bei denen im Rahmen eines manischen, eines gemischten oder eines depressiven Syndroms bei zu Grunde liegender bipolarer oder schizoaffektiver Störung Risperidon zur bereits eingeleiteten Pharmakotherapie hinzugegeben wurde. Die Risperidon-Dosis bewegte sich im Beobachtungszeitraum zwischen 3,9 und 5,1 mg/d. In dieser Studie erwies sich Risperidon in allen Diagnosegruppen als sehr effektiv (Abb. 48).

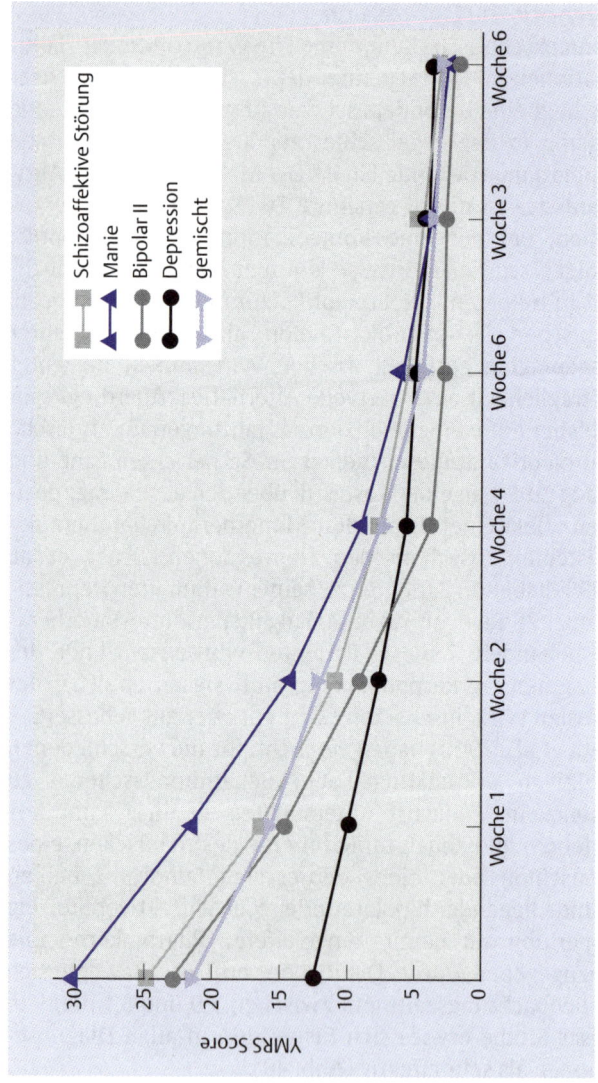

Abbildung 48 Verlauf des YMRS-Scores in den unterschiedlich eingeschlossenen Diagnosegruppen (nach Vieta et al. 1999)

Tabelle 26

**Der von Vieta et al. (2000) vorgeschlagene Behandlungs-
algorithmus bei unterschiedlichen affektiven Störungen**

Schizoaffek-tive Störung	Manie o. Hypomanie	psychotische Depression	Rapid Cycler
4-6 mg + MS (Erhaltungsth.)	1-4 mg + MS (Hypomanie)	2 mg + MS + AD (bipolar)	3 mg + 2 MS
4-9 mg + MS (akute Manie)	3-5 mg + MS (reine oder ge-mischte Manie)	2 mg + AD (unipolar)	
1-2 mg + MS + AS (Depression)	4-8 mg + MS (psychotische Manie)		

In Anbetracht der breiten klinischen Beobachtung dieser heterogenen Patientengruppe schlagen die Autoren die in Tabelle 26 zusammengefassten Behandlungsrichtlinien für die verschiedenen klinischen Subgruppen vor.

Aufgrund der in Deutschland gebräuchlichen Dosierungs-empfehlungen scheinen allerdings bereits Tagesdosierun-gen von 6 (höchstens 8) mg Risperidon ausreichend zu sein.

Zwei retrospektive Studien zur vergleichenden Wirksam-keit der atypischen Neuroleptika Risperidon und Olan-zapin liegen vor (Conley et al. 1999, Masand et al. 2000). Masand und Kollegen fanden keine Unterschiede in der klinischen Wirksamkeit und Verträglichkeit bei beiden Neuroleptika (insgesamt wurden 35 Patienten unter-sucht), allerdings war die zusätzlich gegebene Lithium-dosis unter Olanzapin statistisch signifikant höher als unter der Therapie mit Risperidon. Der deutlichste Unter-schied war in den täglichen Medikamentenkosten zu ver-zeichnen, bei Risperidon beliefen sich diese auf 5,81$, bei

Olanzapin auf 11,84$. Conley et al. untersuchten insgesamt 212 bipolare Patienten, die von Januar 1990 bis Juli 1998 in psychiatrischen Kliniken in Maryland mit einem atypischen Neuroleptikum im Rahmen einer Manie behandelt wurden. Wenngleich die Patienten tendenziell unter Risperidon früher als unter Olanzapin entlassen werden konnten, ergab sich hier kein statistisch signifikanter Unterschied. Wiederum war die Behandlung mit Risperidon deutlich ökonomischer als jene mit Olanzapin.

3.3 Psychotische Symptome und Aggressivität bei Demenz

Das Leitsymptom der Demenz ist die Einbuße der kognitiven Leistungfähigkeit. Daneben – wie bereits in Kapitel 1.2 dargestellt – prägen auch Wahninhalte und Verhaltensauffälligkeiten, insbesondere aggressives und/oder unruhiges, mißtraurisches Verhalten, das klinische Bild (Tab. 27). Dieser Symptomenkomplex wird im anglo-amerikanischen Schrifttum auch als „behavioural and psychological symptoms of dementia" (BPSD) bezeichnet. Es sind vor allem diese nicht kognitiven Störungen, die die Lebensqualität der Demenzpatienten beeinträchtigen, häufig zu einer Heimunterbringung und zu hohen Belastungen der Angehörigen und Pflegekräfte führen.

In der Behandlung von z.B. psychotischen Zustandsbildern, feindseligem, agitiertem und aggressivem Verhalten sind die konventionellen Neuroleptika weit verbreitet; ihr Einsatz ist jedoch durch Nebenwirkungen limitiert (EPS, tardive Dyskinesien, zu ausgeprägte Sedierung, anticholinerge Nebenwirkungen).

Tabelle 27

Häufigkeit unterschiedlicher Symptome im Rahmen demenzieller Erkrankungen (nach Finkel et al. 1998)

Störungen der Perzeption	Wahnvorstellungen	20-73%
	Verkennung	23-50%
	Halluzinationen	15-49%
Affektive Störungen	Depression	bis zu 80%
	Manien	3-15%
Persönlichkeits-auffälligkeiten	Wesensänderung	bis zu 90%
	Verhaltensprobleme	bis zu 50%
	Aggression/feind-seliges Verhalten	bis zu 20%

Risperdal wurde als erstes atypisches Neuroleptikum zur Behandlung von chronischer Aggressivität und psychotischen Symptomen bei Demenz zugelassen. Bei nachgewiesen guter Wirksamkeit zeichnet sich Risperdal vor allem durch sein günstiges Nebenwirkungsprofil gerade beim älteren Patienten aus.

Studien

Es wurden 2 große, doppelblinde, placebokontrollierte, multizentrische Studien (De Deyn und Smedt 1997, Katz et al. 1999) an insgesamt 969 Patienten durchgeführt. Eingeschlossen wurden Heim- und Krankenhauspatienten mit Demenz vom Alzheimertyp, vom vaskulären oder gemischten Typ. Die psychischen Störungen und Verhaltensauffälligkeiten wurden anhand des BEHAVE-AD (Behavioral Pathology in Alzheimer's Disease Rating Scale), CMAI (Cohen-Mansfield Agitation Inventory), CGI (Clinical Global Impression) und FAST (Functional Assessment Staging) gemessen; die Erfassung der EPS erfolgte mit der ESRS (Extrapyramidal Symptoms Rating Scale).

In der europäisch-kanadischen Studie (De Deyn et al. 1997) wurden insgesamt 344 Patienten eingeschlossen (Alter: Median 81 Jahre), die entweder Risperidon oder Haloperidol in aufsteigender Dosierung zwischen 0,5 und 4,0 mg oder Placebo über 12 Wochen erhielten; die durchschnittliche Dosierung über den gesamten Behandlungszeitraum betrug 1,1 mg/d Risperidon bzw. 1,2 mg Haloperidol. Nach 12 Wochen Behandlung war die Besserung von Aggression und anderen Verhaltensauffälligkeiten mit Risperidon signifikant größer als unter Placebo (siehe Abb. 49). Unter Risperidon traten nicht mehr EPS als in der Placebo-Gruppe auf, unter Haloperidol zeigte sich hingegen eine deutlich erhöhte EPS-Inzidenz (siehe Tab. 28).

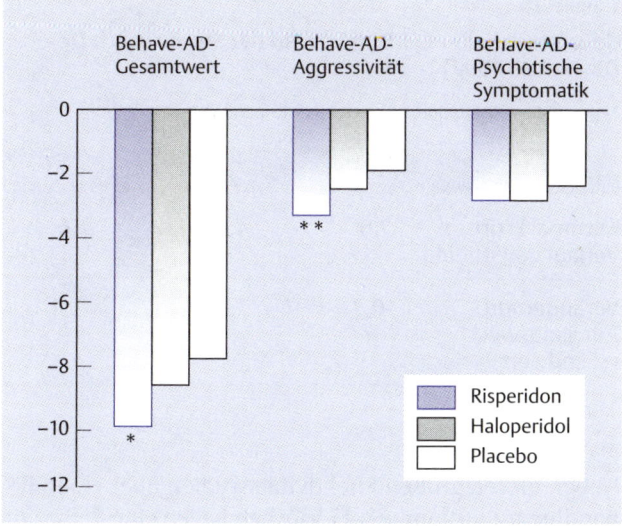

Abbildung 49 Ausgangswerte und Veränderung nach 12 Wochen für den BEHAVE-AD-Gesamtwert sowie die Subscores Aggressivität und Psychotische Symptomatik (nach De Deyn et al. 1997) (*p<0,05 vs. Placebo, **p<0,01 vs. Placebo)

Die amerikanische Studie (Katz et al. 1999) umfasste insgesamt 625 Patienten (Alter: Median 82 Jahre). Diese erhielten fixe Dosen von 0,5 mg, 1,0 mg oder 2,0 mg Risperidon/Tag oder Placebo ebenfalls über 12 Wochen. Reduktionen von Aggressivität und psychotischen Symptomen auf der BEHAVE-AD waren unter der Dosierung von 1,0 mg und 2,0 mg Risperidon deutlich ausgeprägter als unter Placebo. Unter 1 mg Risperidon traten nicht mehr unerwünschte Ereignisse auf als unter Placebo. Für die meisten Demenzpatienten stellte eine Dosierung von 1 mg Risperidon pro Tag eine adäquate Dosierung dar.

Tabelle 28

Gesamtscore der ESRS im Verlauf der Studie (nach De Deyn et al. 1997)

*) p=0,055 vs. Risperidon, **) p < 0,05 vs. Risperidon

	Risperidon	Haloperidol	Placebo
Maximal Score im Verlauf der Studie	3,0	4,6*	2,6
Veränderung Ausgangswert vs. Endwert	-0,3	1,6**	-1,4

Neben diesen großen Effektivitätsstudien über einen Behandlungszeitraum von 12 Wochen liegen eine Reihe von Fallberichten, offenen Untersuchungen sowie Langzeitstudien vor, die in Tab. 29 exemplarisch dargestellt sind. Daneben wurden für andere degenerative Erkrankungen wie Picksche Erkrankung, Parkinson-Syndrom und Chorea Huntington Kasuistiken publiziert (für einen Überblick siehe Madhusoodanan et al. 1999a), die auch bei diesen Erkrankungen auf eine gute Wirksamkeit und Verträglichkeit niedriger Risperidon-Dosen hinweisen.

Tabelle 29

Studien zur Wirksamkeit von Risperidon bei Verhaltensauffälligkeiten (in erster Linie Aggressivität) im Rahmen demenzieller Erkrankungen (nach Madhusoodanan et al. 1999a)

DAT=Demenz vom Alzheimer-Typ, DVT=Demenz vom vaskulären Typ, OMS=organic mental syndrome

Autoren	Studientyp (N, mittl. Alter)	Diagnosen	Behandlung (mg/d)	Ergebnisse	Haupt-Neben-wirkungen (N)	Schluss-folgerung
Jeanblanc und Davis (1995)	Fallberichte (5, 82 Jahre)	DAT (4), DVT (1)	1,5–2,4	Deutliche Reduktion der Agitation und des aggressiven Verhaltens innerhalb von 7–10 Tagen	Milde EPS (2)	Alle Patienten konnten wieder in das Pflegeheim verlegt werden
Madhusooda-nan et al. (1995)	Fallberichte (11, 69 Jahre)	Schizophrenie (6), schizoaffektive Störung (3), bipolare Störung (2), Demenz (2), OMS (1)	4,9 für 1–35 Tage	Behandlungs-response 73 %, Nonresponse 9%	(orthostatische) Hypotension (6)	Risperidon bei diesen Patienten effektiv und gut verträglich. Hypotension scheint bei Patienten mit vorbestehender Herzerkrankung häufiger vorzukommen

Tabelle 29 (Fortsetzung)

Autoren	Studientyp (N, mittl. Alter)	Diagnosen	Behandlung (mg/d)	Ergebnisse	Haupt-Neben-wirkungen (N)	Schluss-folgerung
Kopala und Honer (1997)	Fallberichte (2, 85 Jahre)	Demenz vom gemischten Typ mit andauernden Vokalisationen	--	Vokalisationen >80% reduziert	Keine	Verbesserung der Agitation
Marciniak und Guay (1995)	Retrospektive Krankenge-schichtenaus-wertung (18, 80 Jahre)	Langzeitpatienten mit Demenz	2 gesteigert auf 6	Gut verträglich bei 32 % der Patienten	Sedierung/Lethargie (7), Gleichgewichts-störungen (4), Appetitminde-rung (4), Tremor (4), Hypotension (2)	Medikation in dieser Dosis für viele Pflegeheim-patienten unverträglich
Zarate et al. (1997)	Retrospektive Krankengeschich-tenauswertung (122, 76,5 Jahre)	Agitation/ Psychose bei Demenz (65), bei affektiven Störungen (35), bei anderen psychiatrischen Erkrankungen (22); bei 94 Patienten zusätzlich internistische Komorbidität	0,25 – 8 für 1-58 Tage (mittlere Dosis 1,6 mg)	Behandlungserfolg bei 85 % der Patienten	Hypotension (35), EPS (13), orthostatische Hypotension (12)	Niedrige Dosen effektiv und gut verträglich bei älteren Patienten mit komorbider internistischer Erkrankung.

Madhusoodanan et al. (1999b)	Retrospektive Krankengeschichtenauswertung (114, 71 Jahre)	Schizophrenie (54), schizoaffektive Störung (36), Demenz (29), bipolare Störung (5), psychotische Depression (5), Wahnerkrankung (3)	0,5 bis 6,8 für 2-77 Tage (mittlere Dosis: 3 mg)	Response in 78% der Patienten	EPS (4), Tremor (4), Sedierung (3), Hypotension (2)	Risperidon gut verträglich und effektiv bei älteren Patienten mit Psychosen
Jeste et al. (1996)	Offene Untersuchung (14, Spanne: 54-100 Jahre)	Schwer agitierte/psychotische hinfällige Patienten	1,7 über 4-44 Wochen	Deutliche Verbesserung bei 43 %, mäßige Verbesserung bei 43 %, keine Verbesserung bei 14% der Patienten	Keine	Risperidon als Medikament der ersten Wahl sinnvoll. Bei älteren Patienten niedrigere Dosen sinnvoll (Startdosis 0,25-0,5 mg, über Tage auf max. 3 mg steigern)

Tabelle 29 (Fortsetzung)

Autoren	Studientyp (N, mittl. Alter)	Diagnosen	Behandlung (mg/d)	Ergebnisse	Haupt-Neben-wirkungen (N)	Schluss-folgerung
De Deyn et al. (1997)	Doppelblinde, Placebo-kontrollierte Untersuchung (244, Median: 81 Jahre)	DAT (150), DVT (114), Demenz vom gemischten Typ (76); hiervon 261 Patienten mit Verhaltensstörungen	Risperidon (0,5-4,0, mittlere Dosis 1,1), Haloperidol (0,5-4,0, mittlere Dosis 1,2), Placebo	Schwere und Häufigkeit von Aggressivität signifikant stärker unter Risperidon als unter Placebo reduziert, ähnlicher Effekt für Haloperidol	EPS bei 17 Risperidon Patienten und 25 Haloperidol-Patienten (12 Placebo-Patienten)	Risperidon wirksam, EPS -Häufigkeit ähnlich wie in der Placebo-Gruppe
Katz et al. (1999)	Doppelblinde, Placebo-kontrollierte Untersuchung (625, 82,7 Jahre)	DAT (456), DVT (100), Demenz vom gemischten Typ (69); hiervon 563 Patienten mit schwerer Demenz	Risperidon 0,5, 1, 2, Placebo (randomisiert) für 12 Wochen	Schwere und Häufigkeit psychotischer Symptome und aggressiven Verhaltens unter 1 und 2 mg Risperidon signifikant stärker reduziert als unter Placebo	Häufig: Periphere Ödeme, Benommenheit und EPS in 6, 13 bzw. 21 % der mit 0,5, 1 bzw 2 mg/d Rispe ridon behandelten Patienten (unter Placebo: 7 %)	Signifikante Wirksamkeit von Risperidon bei guter Verträglichkeit

Brecher et al. (1998)	Offene Langzeitstudie (330, 82,5 Jahre)	DAT (251), DVT (46), Demenz vom gemischten Typ (33)	Im Mittel 0,96 für 273 Tage	Bei Patienten mit initialer Dyskinesie deutliche Abnahme dieser Bewegungsstörung, auch psychotische Symptome und aggressives Verhalten signifikant reduziert	---	Risperidon wirksam und gut verträglich
Jeste et al. (1999)	Prospektive Langzeitstudie im Vergleich zu Haloperidol (122, 66 Jahre)	Psychotische Störung (65), Demenz (25), OMS (12), andere (19)	1 für beide Gruppen über 9 Monate	Nicht berichtet	Nach 9 Monaten signifikant häufiger tardive Dyskinesien unter Haloperidol als unter Risperidon	Geringe Dosen von Risperidon induzieren wesentlich seltener tardive Dyskinesien als geringe Dosen Haloperidol

Fazit

▸ Risperidon zeigt gute Wirksamkeit und gute
   Verträglichkeit bei psychischen Störungen und
   Verhaltensauffälligkeiten.

▸ Chronische Aggressivität und psychotische Symptome
   können besonders wirksam mit Risperidon behandelt
   werden.

▸ Risperidon ist besonders gut zur Behandlung älterer
   Patienten geeignet, da es nur ein geringes Risiko für
   EPS besitzt, kardial gut verträglich ist und praktisch
   keine anticholinerge Potenz besitzt und keine Tages-
   müdigkeit verursacht.

▸ Eine wirksame Behandlung mit Risperidon verhindert
   eine vorzeitige Heimunterbringung und ermöglicht
   einen längeren Verbleib im häuslichen Milieu.

▸ Die Lebensqualität von Patienten, Angehörigen und
   Pflegepersonal wird deutlich verbessert.

3.4 Kinder- und jugendpsychiatrische Erkrankungen

Schizophrenie

Eine offene retrospektive Studie untersuchte bei 16 Kindern und Jugendlichen im Alter zwischen 9 und 20 Jahren (mittleres Alter 14,9 Jahre) die Wirksamkeit und Verträglichkeit von Risperidon in einer mittleren Tagesdosis von 5,9 mg (Grcevich et al. 1996). 13 Patienten litten unter Schizophrenie gemäß DSM-III-R. Die mittlere Behandlungsdauer betrug 3,9 ± 2,8 Monate. Signifikante klinische Besserungen im Vergleich zum Ausgangswert wurden mit der CGI-Skala ($p<0,0001$), dem BPRS-Gesamtscore ($p<0,0001$) und dem BPRS-Negativ-Symptom-Score ($p<0,001$) nachgewiesen. Die gute Verträglichkeit von Risperidon, insbesondere im Hinblick auf EPS, wird zum Teil auf die einschleichende Dosierung zurückgeführt (1 mg b.i.d., Steigerung in 1-mg-Schritten alle 3–4 Tage bis zur klinisch erforderlichen Dosis; Grcevich et al. 1996).

In einer offenen Pilotstudie über einen Zeitraum von 6 Wochen konnten Armenteros et al. (1997) die Wirksamkeit und therapeutische Sicherheit von Risperidon bei 10 Jugendlichen mit Schizophrenie (DSM-IV) im Alter zwischen 11 und 18 Jahren nachweisen. Nach einer 2-wöchigen Washout-Phase erhielten die Patienten Risperidon in einer mittleren Dosierung von 6,6 mg/d. Die Besserungen, ermittelt anhand der PANSS-Positivskala ($p=0,003$), Negativskala ($p=0,007$) und Allgemeinpsychopathologie-Skala ($p=0,003$), der CGI (Schweregrad; $p=0,007$) und des BPRS-Gesamtscores ($p=0,001$) waren signifikant. Der BPRS-Gesamtscore reduzierte sich bereits nach einer Behandlungswoche deutlich. Die Verträglichkeit war gut, ernsthafte Nebenwirkungen wurden nicht beobachtet.

Im allgemeinen sind auch für Kinder und Jugendliche Dosen zwischen 4 – 6 mg ausreichend. Bedeutsam bei dieser Altersgruppe ist der Erhalt der kognitiven Fähigkeiten und damit der Erhalt der sozialen Kompetenz.

Weitere Indikationen

Neben den Studien zur jugendlichen Schizophrenie wurden auch Patienten mit Autismus (ICD-10: F84) und anderen tief greifenden Entwicklungsstörungen, Störungen des Sozialverhaltens (F91) sowie mit Ticstörungen (F95) näher untersucht, einige Erfahrungen liegen auch zur geistigen Retardierung und beim hyperkinetischen Syndrom vor. Hierbei ergaben sich in den zumeist offen durchgeführten Untersuchungen Hinweise auf eine gute Wirksamkeit und Verträglichkeit von Risperidon. Für einen Überblick siehe Tabelle 30.

Fazit

▸ Risperidon bessert Verhaltensauffälligkeiten bei einer Reihe von kinder- und jugendpsychiatrischen Störungen wie Autismus und anderen tief greifenden Entwicklungsstörungen, Störungen des Sozialverhaltens und Ticstörungen. Daneben wird auch Aggressivität im Rahmen geistiger Retardierung günstig beeinflusst. EPS ist bei Dosen unter 4 mg/Tag selten.

Tabelle 30

Überblick über die Untersuchungen zu kinder- und jugendpsychiatrischen Störungen außerhalb der Schizophrenie

Autoren	Patientenzahl (Alter in Jahren)	Dosis (mg/d) Behandlungsdauer/Design	Diagnosen	Zielsymptomatik	Bemerkungen
Fisman and Steele (1996)	14 (9-17)	0,75-1,5 (2-14 Monate) /offen	Asperger-Syndrom (9), Autismus (4), nicht näher spezifizierte tief greifende Entwicklungsstörung (1)	Hyperaktivität, Aufmerksamkeitsstörungen, soziale Beziehungsstörungen, Sprachstereotypien, Angst, Erregung, Aggressivität	Ausgeprägte Besserung bei 13 von 14 Patienten, keine EPS
Simeon et al. (1995)	7 (11-17)	1-4 (3-15 Monate) /offen	Schizophrenie (3), tief greifende Entwicklungsstörung (2), geistige Retardierung (1), Zwangserkrankung (1)	Paranoia, Stimmungsschwankungen, Aggressivität, Impulsdurchbrüche	Dosisabhängige Sedierung bei 2 Patienten, keine EPS
Demb (1996)	3 (5, 7, 10)	1-3 (bis zu 12 Monate) /offen	Autismus und geistige Retardierung	Hyperaktivität, Aggressivität, Selbstbeschädigung	

Tabelle 30 (Fortsetzung)

Autoren	Patientenzahl (Alter in Jahren)	Dosis (mg/d) Behandlungs- dauer/Design	Diagnosen	Zielsymptomatik	Bemerkungen
Hardan et al. (1996)	20 (8-17)	1,5-4,5 (bis 15 Monate) /offen	Aufmerksamkeitsdefizit, Hyperaktivitätsstörung (12), häufig komorbide mit einer Störung des Sozialverhaltens, Autismus (5), verschiedene (3)	Aggressivität, Hyperaktivität, Selbstbeschädigung, Impulsdurchbrüche, oppositionelles Trotzverhalten	Gute Wirksamkeit bei 13 Patienten, Gewichtszunahme bei 3 Patienten
Malone et al. (1997)	13 (4-14)	1,5 ± 0,5 (22-51 Tage) /offen	Tief greifende Entwicklungsstörung	Clinical Global Impression, Children Psychiatric Rating Scale (CPRS), Abnormal Involuntary Movement Scale	Signifikante Besserung in der CPRS, Hyperaktivität, unkooperatives Verhalten, milde Sedierung und Appetitsteigerung als Nebenwirkung, keine EPS

Studie	N	Dosis/Design	Diagnose	Zielsymptome/Messinstrumente	Ergebnis
Perry et al. (1997)	6 (7–14)	2,7 (1–8 Monate) /offen	Tief greifende Entwicklungsstörung, häufig komorbide mit geistiger Retardierung	Aggressivität, Hyperaktivität, Impulsdurchbrüche, Störung des Sozialverhaltens	5 von 6 Patienten mit guter Response, als Nebenwirkungen vorübergehende Sedierung, Gewichtszunahme
Findling et al. (1999)	20 (8,2 in der Risperidon-, 10,7 in der Placebo-Gruppe)	1,5–3 (10 Wochen) /doppelblind	Störung des Sozialverhaltens	Fremd- und Autoaggressivität (Rating of Aggression Against People and/or Property), Clinical Global Impression	Signifikant bessere Wirksamkeit versus Placebo, keine EPS
Aman et al. (1999)	118 (im Mittel 8,7 in der Risperidon-, 8,1 in der Placebo-Gruppe)	1,2 (6 Wochen) /doppelblind	Störungen des Sozialverhaltens mit geistiger Retardierung	Nisonger Child Behavior Rating Form, Aberrant Behavior Checklist, Behavior Problems Inventors, visuelle Analog-Skalen, Clinical Global Impression	Risperidon signifikant überlegen, keine schwer wiegenden Nebenwirkungen, Sedierung und leichte Gewichtszunahme einzig relevante Nebenwirkungen

Tabelle 30 (Fortsetzung)

Autoren	Patientenzahl (Alter in Jahren)	Dosis (mg/d) Behandlungs- dauer/Design	Diagnosen	Zielsymptomatik	Bemerkungen
Findling et al. (1997)	6 (5-9)	1,1 (8 Wochen) / offen	Autismus	Childhood Autism Rating Scale, Children Psychiatric Rating Scale, Obsessive Compulsive Scale, Clinical Global Impression, Ruhe- losigkeit, Aggressivität, Impulsdurchbrüche, Irritabilität	Signifikante klinische Besserung, verbesserte soziale Beziehungs- fähigkeit, als Neben- wirkungen: vorüber- gehende Sedierung und Gewichtszunahme
McDougle et al. (1997)	18 (10,2 ± 3,7)	1,8 ± 1,0 (12 Wochen) / offen	Autismus (11), Asperger- Syndrom (3), nicht näher spezifizierte tief greifende Entwicklungsstörung (3), andere (1)	Yale-Brown-Obsessive Compulsive Scale, Clini- cal Global Impression, Aggressivität, Impuls- durchbrüche, soziale Beziehungsstörungen, repetitive Verhaltens- muster	Response-Rate 66%, signifikante Besserung der Störungen des Sozialverhaltens und der Aggressivität, gute EPS- Verträglichkeit

| Horrigan und Barnhill (1997) | 10 (4,5 – 10,8) | 1,3 (12 Wochen) /offen | Autismus mit deutlicher Störung der Impulskontrolle | Clinical Global Impressions, Children Psychiatric Rating Scale, Childhood Autism Rating Scale, Abnormal Involuntary Movement Scale, Conners Parent Teacher Questionaire | 8 Responder, in allen Skalen signifikante Besserung, 50%ige Reduktion der Impulsdurchbrüche, keine EPS |
| Lombroso et al. (1995) | 7 (11-16) | 1 – 2,5 (11 Wochen) /offen | Ticstörung | Yale Global Tic Severity Scale | Signifikanter Rückgang in der Yale Global Tic Severity Scale, bei gleichzeitiger Zwangssymptomatik deutlicher Rückgang, vorübergehende Sedierung und Gewichtszunahme einzig relevante Nebenwirkung, kaum EPS |

Außerdem liegen 8 Studien und Einzelfallberichte bei Erwachsenen vor, teilweise Kinder und Jugendliche einschließend, insgesamt 88 Patienten, bis auf eine Ausnahme gute Erfolge unter 1-6, im Mittel 3,5 mg Risperidon/d, wenig EPS

4   Verträglichkeit

Bislang wurden mehr als 8 Millionen Patienten, entsprechend über 3,6 Millionen Patientenjahre, mit Risperidon behandelt. Die Daten der umfangreichen klinischen Studien bei der Behandlung schizophrener Psychosen dokumentieren die gute Verträglichkeit und das günstige Nutzen-/Risikoverhältnis von Risperidon (Amery et al. 1997). Sie begründen das Vertrauen, das Therapeuten in aller Welt der Substanz aufgrund ihrer großen therapeutischen Breite entgegenbringen.

Die gute Verträglichkeit von Risperidon lässt sich anhand des besonderen Rezeptorbindungsprofils erklären. Der ausgewogene $5\text{-}HT_{2A}\text{-}/D_2$-Rezeptor-Antagonismus führt im optimalen Dosisbereich nur zu geringen EPS-Raten. Anders als trizyklische Neuroleptika bindet Risperidon nicht an muskarinische Acetylcholin-Rezeptoren, sodass anticholinerge Nebenwirkungen, die über kognitive Störungen, Obstipation, kardiotoxische Effekte bis zum anticholinergen Delir reichen, klinisch ohne Bedeutung sind. Aufgrund seiner schwachen Histamin-(H_1)-Rezeptor-Bindung sediert Risperidon praktisch nicht wie viele andere atypische Antipsychotika. Risperidon verfügt über eine große therapeutische Breite. Routinemäßige Blutbildkontrollen wie bei trizyklischen Antipsychotika sind nicht erforderlich. Bei Überdosierung kommt es zu einer Verstärkung der bekannten pharmakologischen Effekte. Unter Interaktionsaspekten sind vor allem jene pharmakokinetischen Wechselwirkungen von Bedeutung, die durch den kompetitiven Metabolismus um das Cytochrom P450 2D6 entstehen können (siehe auch Kapitel 2).

4.1 Extrapyramidal-motorische Symptomatik (EPS)

Die wesentlichen und häufigsten Nebenwirkungen konventioneller Antipsychotika sind extrapyramidale Störungen (EPS). Diese Symptome beeinträchtigen die Lebensqualität der Patienten erheblich, da das subjektive Missempfinden die Patienten nicht selten stärker belastet als die Krankheit selbst.

EPS erschweren auch die auf die schizophrene Symptomatik gerichtete Therapie, da sie in vielen Fällen die Dosis herkömmlicher Antipsychotika begrenzen, ehe eine ausreichende Wirksamkeit erreicht ist. Anticholinergika bieten dabei nur teilweise einen Ausweg, da sie einerseits die antipsychotische Wirkung von Neuroleptika abschwächen können, andererseits aber intrinsische anticholinerge Nebenwirkungen wie kognitive Störungen bis hin zur Verwirrtheit auslösen.

Im Rahmen der nordamerikanischen und der multinationalen Studien wurde die extrapyramidale Symptomatik mit Hilfe der ESRS untersucht (Peuskens 1995, Marder et al. 1997). In der nordamerikanischen Studie traten extrapyramidal-motorische Nebenwirkungen im optimalen therapeutischen Dosisbereich von 6 mg/d Risperidon nicht häufiger auf als unter Placebo, während sie unter 20 mg/d Haloperidol signifikant häufiger zu verzeichnen waren. Die Tatsache, dass während der Studie unter Placebo überhaupt EPS zu beobachten waren, erklärt sich wahrscheinlich als Absetzphänomen der vorausgegangenen anticholinerg wirksamen Medikation (Anticholinergika, trizyklische Neuroleptika; Marder et al. 1997).

In der multinationalen Studie war der EPS-Score unter 10 mg/d Haloperidol fast 3-mal höher als unter 4 mg/d Risperidon (5,1 vs. 1,8); dieser Unterschied war statistisch signifikant (p<0,05; Abb. 50). Das Ausmaß der Verwen-

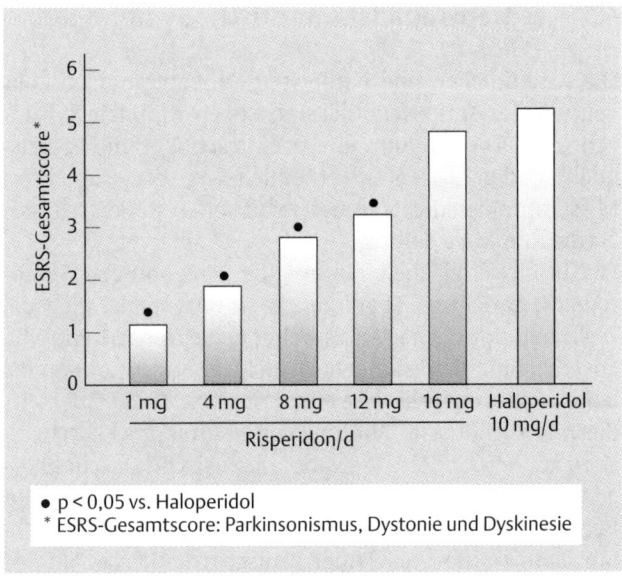

- p < 0,05 vs. Haloperidol
* ESRS-Gesamtscore: Parkinsonismus, Dystonie und Dyskinesie

Abbildung 50 ESRS-Gesamtwerte für Risperidon-Dosen von 1 mg/d, 4 mg/d, 8 mg/d, 12 mg/d und 16 mg/d im Vergleich zu 10 mg/d Haloperidol (nach Peuskens 1995). Im Dosisbereich von 4-8 mg/d Risperidon ist die Häufigkeit von EPS gering, darüber steigt die EPS-Rate an.

dung von Anticholinergika stellt einen praktischen Indikator für die Häufigkeit extrapyramidaler Nebenwirkungen dar. Auch anhand dieses Parameters konnte in den klinischen Studien die geringe Inzidenz von EPS unter Risperidon bestätigt werden.

Der Anteil der Patienten, die Antiparkinson-Medikamente erhielten, war unter Risperidon in einer Dosierung von 6 mg/d nicht signifikant höher als unter Placebo. Unter 20 mg/d Haloperidol war der Anteil dieser Patienten durchschnittlich doppelt so hoch (Abb. 51).

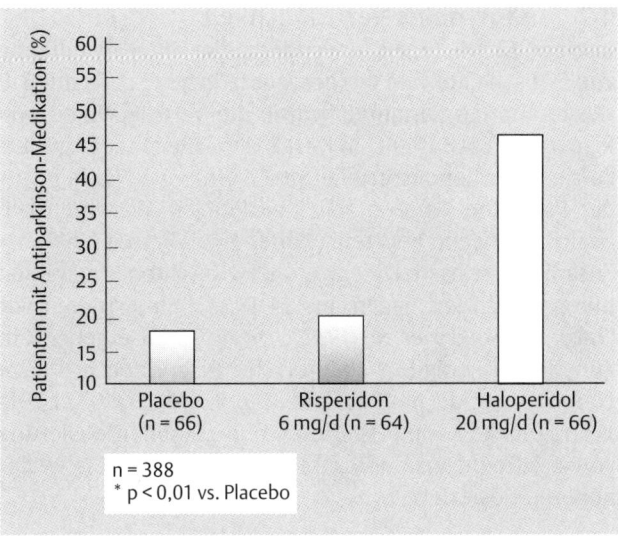

Abbildung 51 Prozentsatz der Patienten unter Placebo, 6 mg/d Risperidon und 20 mg/d Haloperidol, die mit Antiparkinson-Medikamenten behandelt wurden (nach Marder und Meibach 1994)

Die vorliegenden Daten zeigen die deutliche Überlegenheit von Risperidon hinsichtlich Häufigkeit und Schweregrad von EPS gegenüber den mit extrapyramidal-motorischen Nebenwirkungen belasteten konventionellen Antipsychotika. Damit verliert ein gravierendes Hindernis auf dem Weg zu sozialer Reintegration, besserer Lebensqualität und Therapie-Compliance für den Patienten an praktischer Bedeutung.

Unter Risperidon muss eine vorausgegangene anticholinerge Begleitmedikation in der Regel nicht fortgeführt werden. Ein zu plötzliches Absetzen der Anticholinergika ist aber wegen des Rebound-Risikos zu vermeiden.

4.2 Allgemeine Verträglichkeit

In einer 12-wöchigen Anwenderstudie unter Beteiligung von 57 Psychiatern in der nervenärztlichen Praxis mit 210 schizophrenen Patienten wurde die Verträglichkeit von Risperidon (4–8 mg/d) in 82,4 % der Fälle als sehr gut bis zufriedenstellend beurteilt (50,5 % sehr gut). Nur bei 1,9 % der Patienten wurden Nebenwirkungen als wesentlich beeinträchtigend beurteilt (Küfferle und Barnas 1995).

Zusammengefasste Daten zu unerwünschten Ereignissen unter Risperidon liegen aus 14 Doppelblindstudien vor (Tab. 31; Amery et al. 1997). Diese Daten ergeben ein günstiges Verträglichkeitsprofil für Risperidon in Dosen von 4–6 mg/d (n=466) und 4–8 mg/d (n=1085). Die Verträglichkeit von Risperidon in der Standarddosierung von 4–6 mg/d war erwartungsgemäß besser als in der höheren Dosierung.

Laborwerte

In klinischen Prüfungen wurden regelmäßige Laborwertkontrollen durchgeführt. Dabei fanden sich keine systematischen Veränderungen der untersuchten Parameter (Borison et al. 1992, Klieser et al. 1995, Marder et al. 1991, Peuskens 1995).

Die kombinierte Auswertung der Daten aus 27 klinischen Studien (15 doppelblind, 12 offen) zeigte, dass unter der Therapie mit Risperidon keine routinemäßigen Blutbildkontrollen erforderlich sind (Amery et al. 1997).

Auch aus den therapeutischen Erfahrungen mit bis jetzt etwa 8 Millionen behandelten Patienten ergaben sich keine Hinweise auf die Notwendigkeit regelmäßiger Laborwertkontrollen.

Tabelle 31

Auswertung der Daten aus 14 Doppelblindstudien zu unerwünschten Ereignissen bei > 5 % der Patienten unter Risperidon im Vergleich zu Placebo, Haloperidol und anderen Neuroleptika (Levomepromazin, Perphenazin, Thioridazin, Remoxiprid, Zuclopenthixol) (nach Amery et al. 1997)

	Placebo	Risperidon 4-6 mg/d	Risperidon 4-8 mg/die	Haloperidol	andere Neuroleptika
	N=142	N=466	N=1085	N=459	N=689
Insomnie	7,0 %	9,0 %	13,9 %	10,7 %	13,1 %
EPS	5,6 %	6,0 %	9,4 %	18,5 %	15,0 %
Erregung	8,5 %	6,0 %	6,6 %	4,6 %	5,7 %
Angst	1,4 %	4,7 %	9,1 %	2,2 %	8,9 %
Kopfschmerz	9,2 %	2,8 %	5,9 %	6,3 %	6,2 %

Kardiovaskuläre Verträglichkeit

Gelegentlich wurden orthostatischer Schwindel, ortho-statische Hypotonie und Reflextachykardie, insbesondere bei höheren Dosen am Anfang der Therapie mit Risperidon, beobachtet (Borison et al. 1992, Marder et al. 1991, Peuskens 1995). Entsprechend den Daten aus 4 Doppelblindstudien lag die Inzidenz einer Hypotonie bei 1,2 % der mit Risperidon (mittlere Dosis 8 mg/d) behandelten Patienten. Etwa 50 % dieser episodischen Hypotonien ereigneten sich innerhalb der ersten Behandlungswoche und waren für die Patienten nicht auf Dauer beeinträchtigend (Amery et al. 1997).

Ein kardiovaskuläres Risiko ist mit der Anwendung von Risperidon nicht verbunden. Lemmens et al. (1997b) fassten die Erfahrungen zu den kardiovaskulären Auswirkungen der Behandlung mit Risperidon zusammen. Die mittleren QTc-Veränderungen bei Patienten, die Risperidon in Dosen bis zu 16 mg/d einnahmen, lagen im Bereich von –5,5 bis +4,4 ms und waren damit klinisch ohne Bedeutung.

Endokrine Verträglichkeit

Auch im Hinblick auf endokrine Parameter wird Risperidon gut vertragen. Unter der Therapie konnten keine Veränderungen von Hormon-Serumspiegeln nachgewiesen werden (Wachstumshormon [GH], Thyreotropin [TSH], Trijodthyronin [T_3], follikelstimulierendes Hormon [FSH], luteotropes Hormon [LH] und Cortisol; Davis und Janicak 1996).

Die einzige relevante endokrine Veränderung war ein dosisproportionaler Anstieg des Serum-Prolaktinspiegels. Die Prolaktinsekretion aus dem Hypophysenvorderlappen steht unter dopaminerger Kontrolle, bei Blockade der Dopaminrezeptoren kommt es zu einer erhöhten Prolaktinausschüttung. Die klinischen Folgen einer Hyper-

Prolaktinämie können Galaktorrhoe, Zyklusstörungen bis zu Amenorrhoe, Libidoverlust sowie Infertilität sein. Eine asymptomatische Prolaktinerhöhung ist nicht von Krankheitswert. Studien belegen, dass eine dosisabhängige Prolaktinerhöhung zwar bei den meisten Patienten auftritt, jedoch nur selten klinisch relevant ist. Ein Therapieabbruch ist in der Regel nicht notwendig. In den Zulassungsstudien wurde lediglich ein prolaktinassoziiertes unerwünschtes Ereignis (Dysmenorrhoe bei einer Tagesdosis von 10 mg) festgestellt (Hamner und Arana 1998). Männer zeigen wesentlich seltener als Frauen prolaktininduzierte Nebenwirkungen. In Dosierungen von 4-10 mg/d war die Inzidenz nicht höher als unter Placebo und unabhängig von der Höhe des Prolaktinspiegels. Bei Frauen konnte ebenfalls keine Korrelation von Prolaktinspiegel und der Häufigkeit unerwünschter Ereignisse festgestellt werden. In klinischen Studien traten prolaktinassoziierte unerwünschte Ereignisse bei Frauen unabhängig von der Höhe der Risperidon-Dosierung auf (Kleinberg et al. 1999). Im seltenen Fall einer klinisch relevanten prolaktininduzierten Störung lässt sich diese durch eine Dosisreduktion zuverlässig behandeln.

Es gibt keine epidemiologischen Hinweise auf ein erhöhtes Mammakarzinomrisiko durch eine längerfristige Hyperprolaktinämie, desgleichen existieren keine Hinweise auf einen Einfluss einer Neuroleptikatherapie bei Zustand nach Mammakarzinom. Kommt es allerdings durch die Hyperprolaktinämie zu einer Amenorrhoe mit langfristigem Östrogenmangel, kann die Entwicklung einer Osteoporose gefördert werden. Falls also klinische Symptome einer Hyperprolaktinämie zu verzeichnen sind, sollte zunächst eine Dosisreduktion versucht werden, führt diese nicht zum Sistieren der klinischen Symptome, sollte auf ein anderes atypischen Neuroleptikum, z.B. Clozapin, umgestellt werden.

4.3   Langzeitverträglichkeit

Die gute Verträglichkeit von Risperidon ist Voraussetzung für die erfolgreiche Durchführung einer Langzeittherapie. Insbesondere stellt sich mit Blick auf die Möglichkeit von Spätdyskinesien die Frage nach der extrapyramidalen Verträglichkeit in der Langzeittherapie.

Patienten, die bereits unter ausgeprägten akuten extrapyramidal-motorischen Störungen gelitten haben, scheinen vermehrt zu Spätdyskinesien zu neigen. Im Rahmen einer neuroleptischen Therapie entstehen tardive Dyskinesien durchschnittlich nach 2-jähriger Behandlungszeit, können jedoch auch bereits nach 3- bis 6-monatiger Neuroleptika-Behandlung auftreten (Hinterhuber und Haring 1998).

Lemmens et al. (1997b) berichteten in einer Bestandsaufnahme aller Daten von insgesamt 3298 chronisch schizophrenen Patienten, die an 27 klinischen Studien (15 doppelblind, 12 offen) mit Risperidon beteiligt waren, nur über 4 Fälle von Spätdyskinesien. Das entspricht einer Inzidenz von 0,12 % oder einer Wahrscheinlichkeit von 0,0034 pro Behandlungsjahr (zum Vergleich Haloperidol [n=558]: Inzidenz 0,36 % mit einer Wahrscheinlichkeit von 0,019 pro Behandlungsjahr). In einer weiteren großen, offenen, durch Guitierrez-Esteinou et al. (1997) durchgeführten Studie wurde für Patienten unter Risperidon eine 1-Jahres-Inzidenz von 0,3 % ermittelt, im Vergleich zu 5-10 % unter klassischen Neuroleptika.

Diese günstigen Daten konnten in einer kürzlich veröffentlichten doppelblinden Langzeitstudie bestätigt werden. Während nur einer von 177 zum Teil über einen Zeitraum von 800 Tagen beobachteten chronisch kranken Schizophreniepatienten Zeichen einer tardiven Dyskinesie unter Risperidon zeigte (Wahrscheinlichkeit 0,6 %), waren dies unter Haloperidol 5 von 188 Patienten (Wahrscheinlichkeit 2,7 %) (Csernansky et al. 2000).

In sieben 1-Jahres-Studien (1 doppelblinde und 6 offene Untersuchungen) mit insgesamt 1156 chronisch schizophrenen Patienten wurden unter der Behandlung mit Risperidon (mittlere Dosis 7,6–9,4 mg/d) weder kardiovaskuläre (EKG) noch laborchemische Parameter signifikant beeinflusst (Brecher 1996).

Die Zunahme des Körpergewichts unter Risperidon war im Vergleich zu anderen atypischen Neuroleptika geringfügig, sie betrug im Mittel 2,6 kg (1,8–3,3 kg; Brecher 1996). Für den Vergleich mit anderen atypischen Neuroleptika siehe 117f.

4.4   Ältere Patienten

Gerade im Bereich der Gerontopsychiatrie ist die gute Verträglichkeit von Risperidon therapieentscheidend. Die fehlende anticholinerge Potenz – sowohl peripher als auch zentral vermittelt – bietet bei Multimorbidität und häufig bereits bestehendem Acetylcholinmangel des älteren Patienten den Vorteil, kognitive Verschlechterungen oder delirante Zustände zu vermeiden und ermöglicht den Einsatz u.a. bei Patienten mit Miktionsstörungen oder Neigung zur Obstipation. Die gute kardiovaskuläre Verträglichkeit ermöglicht eine Behandlung auch bei Patienten mit Herz-Kreislauf-Erkrankungen. In niedriger und einschleichender Dosierung kann das Risiko einer insbesondere zu Beginn der Behandlung möglichen orthostatischen Hypotension vermieden werden.

4.5   Patienten mit affektiven Erkrankungen

Auch bei der empfohlenen Gabe von Risperidon zusätzlich zu einem Mood Stabilizer ergeben sich bei dieser Patientengruppe keine weiteren Verträglichkeitsaspekte im Vergleich zur Anwendung bei schizophrenen Patienten.

4.6 Kinder- und jugendpsychiatrische Patienten

Wie in Kapitel 3.4 dargelegt ist die Verträglichkeit von Risperidon bei diesen jungen Patienten nicht prinzipiell anders zu beurteilen als bei älteren Patienten. Die Eindosierung sollte vorsichtig erfolgen.

4.7 Patienten mit Leber- und Niereninsuffizienz

Bei Patienten mit Leberinsuffizienz wird Risperidon gegenüber gesunden Probanden praktisch unverändert metabolisiert. Insbesondere die Eliminationshalbwertszeit der antipsychotischen Fraktion wird kaum beeinflusst (Snoeck et al. 1995). Trotzdem sollten bei diesen Patienten die initiale Dosis und die nachfolgenden Dosissteigerungen gegenüber der empfohlenen Menge halbiert werden, da bei Senkung von Albumin oder α_1-saurem Glykoprotein der freie Anteil von Risperidon erhöht sein kann (Mannens et al. 1994, Snoeck et al. 1995).

Diese Vorsichtsmaßnahmen sollten aus dem gleichen Grund auch bei Patienten mit Niereninsuffizienz angewendet werden, bei denen außerdem die Eliminationshalbwertszeiten verlängert (50 %) und die Plasmaspiegel erhöht sind (Snoeck et al. 1995).

4.8 Schwangerschaft und Stillzeit

Obgleich Risperidon im Tierversuch keine teratogene Wirkung gezeigt hat, sollten während der Schwangerschaft die Risiken einer Behandlung sorgfältig gegenüber den Vorteilen abgewogen werden.

Im Tierversuch gingen Risperidon und sein Hauptmetabolit 9-Hydroxy-Risperidon in die Muttermilch über. Ein Übergang in die Mutttermilch beim Menschen wurde ebenfalls nachgewiesen. Aus diesem Grund sollten mit Risperidon behandelte Frauen nicht stillen.

4.9   Wechselwirkungen

Das Risiko einer gleichzeitigen Einnahme von Risperidon in Verbindung mit anderen Arzneimitteln wurde nicht systematisch untersucht. Zu möglichen Interaktionen mit anderen Arzneimitteln, die das serotonerge System beeinflussen sowie mit Lithium ist nichts bekannt. (Bei gleichzeitiger Gabe anderer Neuroleptika zusammen mit Lithium wurden schwere neurotoxische Symptome beobachtet).

In Kombination mit Carbamazepin vermindern sich die Plasmaspiegel der aktiven antipsychotischen Fraktion von Risperidon, wodurch eine Dosiserhöhung notwendig werden kann. Nach Absetzen von Carbamazepin sollte die Dosis von Risperidon erneut angepasst, d.h. gesenkt werden.

Die meisten relevanten Wechselwirkungen von Risperidon mit anderen Medikamenten entstehen durch die Konkurrenz um das metabolisierende Cytochrom P 450-Iso-Enzym 2D6 (siehe Kapitel 2). Dies ist der Grund einer möglichen Erhöhung des Risperidonplasmaspiegels bei gleichzeitiger Gabe von Phenothiazinen, trizyklischen Antidepressiva und einigen Betablockern, in der Regel wird aber die antipsychotisch wirksame Risperidon-Plasma-Fraktion auch bei diesen Kombinationen nicht in klinisch relevantem Ausmaß verändert. Bei Kombination mit Fluoxetin kann sich der Risperidonplasma-Spiegel und die antipsychotisch wirksame Fraktion erhöhen.

Die Wirksamkeit von Dopamin-Agonisten (z. B. Levodopa) kann durch die gleichzeitige Gabe von Risperidon vermindert werden.

Eine additive, pharmakodynamisch-vermittelte (α_1-Blockade) blutdrucksenkende Wirkung bei gleichzeitiger Gabe von Antihypertensiva ist möglich.

Fazit

▸ Risperidon verfügt über eine große therapeutische Breite. Unter der Behandlung mit Risperidon sind insbesondere keine routinemäßigen Blutbild- oder andere Laborwertkontrollen erforderlich.

▸ Die gute Verträglichkeit von Risperidon ist Ausdruck der außergewöhnlichen Rezeptorpharmakologie, die durch einen ausgewogenen $5\text{-}HT_{2A}$-/ D_2-Antagonismus zu einer Placebo ähnlichen EPS-Häufigkeit bei vorbehandelten Patienten im optimalen Dosisbereich führt.

▸ Risperidon bindet nicht an muskarinische Acetylcholin-Rezeptoren. Deshalb sind klinisch relevante anticholinerge Nebenwirkungen, die über kognitive Störungen, Obstipation, kardiotoxische Effekte bis zum psychogenen Delir reichen, in der Therapie nicht zu erwarten.

▸ Risperidon macht wegen seiner schwachen Histamin-(H_1)-Bindung praktisch nicht müde. Dadurch wird weder die Vigilanz der meist kognitiv gestörten chronisch schizophrenen Patienten beeinträchtigt noch die Wiederherstellung der Sozial- und Alltagskompetenz behindert.

▸ In der Langzeittherapie zeichnet sich Risperidon durch eine gute allgemeine kardiovaskuläre und extrapyramidale Verträglichkeit aus. Die Wahrscheinlichkeit von Spätdyskinesien ist äußerst gering.

5   Dosierung

5.1   Dosierung bei Schizophrenie

Standardtherapie

Die Tagesdosis Risperidon, Filmtabletten oder Lösung (1 mg = 1 ml), kann als Einmaldosis oder auf zwei Einzeldosen verteilt eingenommen werden.

Der Patient sollte mit 2 mg Risperidon täglich beginnen. Am 2. Tag kann diese Dosis auf 4 mg erhöht werden. Für die meisten Patienten liegt die optimale tägliche Dosis zwischen 4 und 6 mg Risperidon. Diese Dosis kann entweder beibehalten oder, falls erforderlich, den individuellen Erfordernissen angepasst werden. Bei einigen Patienten können eine langsamere Titration und eine niedrigere Anfangs- und Erhaltungsdosis angemessen sein.

Dosisanpassungen (Erhöhungen oder Senkungen) sollten in 0,5- bis 1-mg-Schritten vorgenommen werden. Dabei empfiehlt es sich, jeweils ein ausreichendes zeitliches Intervall zwischen den Dosisänderungen einzulegen, um die klinische Antwort beurteilen zu können.

Dosen > 10 mg/d Risperidon haben sich gegenüber niedrigeren Dosen in ihrer Wirksamkeit nicht überlegen gezeigt, können aber extrapyramidale Symptome verursachen. Da die Verträglichkeit von Dosen > 16 mg/d Risperidon nicht belegt ist, sollten sie in dieser Größenordnung nicht angewendet werden. Tabelle 32 gibt einige Hinweise auf klinische Zeichen, die eine Dosisanpassung nahe legen.

Tabelle 32

Klinische Zeichen als Hinweis für die Notwendigkeit einer Dosisanpassung und therapeutisches Vorgehen

Klinische Zeichen	Dosisanpassung
Keine Besserung positiver Symptome	Steigerung der täglichen Dosis um 0,5-1 mg
Auftreten extra-pyramidaler Symptome	Senkung der täglichen Dosis um 0,5-1 mg
Bei Patienten mit ortho-statischer Hypotonie bzw. hoher Sensitivität gegenüber konventionellen Neuroleptika	Erwägen einer reduzierten Startdosis und/oder eines verlangsamten Titrations-modus
Bei älteren Patienten oder Patienten* mit Leber- oder Niereninsuffizienz	Morgens und abends je 0,5mg. Dosis beibehalten oder ggf. in Schritten von je 0,5 mg bis auf max. 4 mg/d steigern

* Bei Patienten mit Leber- oder Niereninsuffizienz sollte Risperidon mit Vorsicht angewendet werden

Therapie akuter Exazerbationen

Auch bei unkooperativen, hoch erregten, agitierten Patienten, die einer oralen Medikation zugänglich sind ist eine Behandlung mit Risperidon bereits initial möglich (Vorgehen siehe Tab. 33).

Diese Patienten oder Patienten mit zusätzlich Angst, Unruhe oder Schlafstörungen sollten vorübergehend eine ausreichende Gabe sedierender-anxiolytischer Medikation z. B. Lorazepam bis 4 x 2 mg/d oder Diazepam bis 4 x 10 mg/d (alternativ ein niederpotentes Neuroleptikum) erhalten.

Tabelle 33

Therapie akuter Exazerbationen. Dosierungsanleitung*

Tag	Vorgehensweise
1	2 mg/d Risperidon
2	4 mg/d Risperidon
ab 3	4-6 mg Risperidon

je nach klinischem Bild kann eine höhere oder niedrigere Dosierung erforderlich sein

Umstellung von oralen Neuroleptika

In der Regel ist die Umstellung von anderen Antipsychotika auf Risperidon einfach. Wegen möglicher Rebound-Phänomene bei zu plötzlicher Umstellung sollte bei anticholinerger Begleitbehandlung, intrinsischer anticholinerger oder sedierender Wirkungen der Vorbehandlung der zeitliche Rahmen großzügig gefasst werden. Eine vorbestehende Anticholinergika-Dosis ist bis zum Absetzen der Vormedikation beizubehalten und dann über 4 Wochen auszuschleichen. Eine sedierende Komedikation sollte nach Bedarf erfolgen.

Die Umstellungsregeln von einem anderen oralen Neuroleptikum auf Risperidon sind in Abbildung 52 dargestellt.

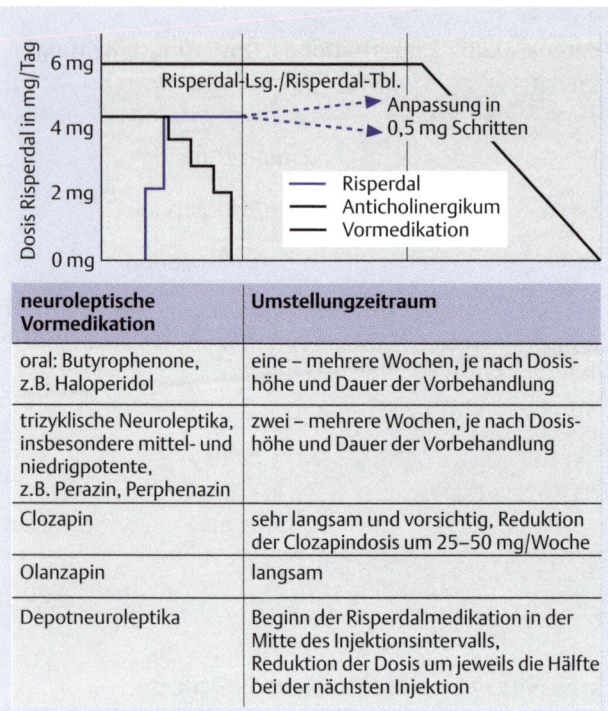

neuroleptische Vormedikation	Umstellungzeitraum
oral: Butyrophenone, z.B. Haloperidol	eine – mehrere Wochen, je nach Dosishöhe und Dauer der Vorbehandlung
trizyklische Neuroleptika, insbesondere mittel- und niedrigpotente, z.B. Perazin, Perphenazin	zwei – mehrere Wochen, je nach Dosishöhe und Dauer der Vorbehandlung
Clozapin	sehr langsam und vorsichtig, Reduktion der Clozapindosis um 25–50 mg/Woche
Olanzapin	langsam
Depotneuroleptika	Beginn der Risperdalmedikation in der Mitte des Injektionsintervalls, Reduktion der Dosis um jeweils die Hälfte bei der nächsten Injektion

Abbildung 52 Umstellung von einem anderen oralen Neuroleptikum auf Risperidon

Umstellung von Depot-Neuroleptika

Die Risperidon-Medikation kann in der Mitte des Depot-Intervalls begonnen werden. Eine anticholinerge Begleitbehandlung sollte über einen Zeitraum von 2 Monaten nach Beginn der Risperidon-Behandlung ausschleichend beendet werden (Amery und Marder 1998) (Tab. 34).

Tabelle 34

Dosierungsanleitung:
Umstellung von Depot-Neuroleptika

Woche	Tag	Vorgehensweise
1	1 + 2	2 mg/d Risperidon
	3-7	4 mg/d Risperidon
folgende Wochen	z.	Zeitpunkt der nächsten Depotinjektion halbe Dosis des Depot-Neuroleptikums injizieren. Risperidon-Medikation beibehalten (4 mg/d) bzw. individuelle Anpassung der Dosis in Schritten von 0,5-1 mg/d

Umstellung von Clozapin

Wie zuvor bereits dargestellt kann es bei abruptem Absetzen von antipsychotischen Substanzen mit ausgeprägter intrinsischer anticholinerger Wirkung wie Clozapin, Olanzapin und anderen Trizyklika zu Rebound-Effekten kommen (cholinerger Rebound mit EPS, Schlaflosigkeit,

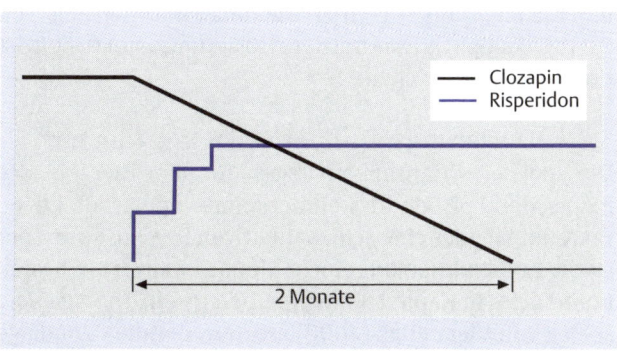

Abbildung 53 Vorschlag zur Umstellung von Clozapin auf Risperidon (nach Amery und Marder 1998)

Unruhe, Erbrechen). Bei einer Vorbehandlung mit Clozapin empfiehlt sich diese Therapie über eine Dauer von 2 Monaten (nach Beginn der Risperidon-Behandlung) in Schritten von 25-50 mg pro Woche ausschleichend zu beenden (Abb. 53; Amery und Marder 1998). Je nach Dauer und Höhe der Vormedikation kann sie auch in kleineren Schritten vorgenommen werden und entsprechend länger dauern.

Absetzphänomene
Beim Absetzen von Neuroleptika oder Anticholinergika können Absetzphänomene auftreten, die mit schizophrenen Symptomen verwechselt werden können und dann zu falschen Therapieentscheidungen führen. Tab. 35 gibt zu dieser Problematik einige Hinweise.

5.2 Dosierung bei Demenz
Zur Behandlung chronischer Aggressivität und psychotischer Symptome bei Demenzkranken hat sich eine Anfangsdosierung von 0,5 mg/d bewährt. Je nach klinischem Bild ist eine Dosiserhöhung in wöchentlichen Abständen um 0,5 mg/d bis zu einer maximalen Dosierung von 2,0 mg/d möglich. Eine mittlere Dosierung von 1,0 mg/d ist in der Regel ausreichend.

5.3 Dosierung bei affektiven Erkrankungen
Die meisten Erfahrungen liegen für die Therapie der manischen Episode im Rahmen einer bipolar affektiven Erkrankung oder eine schizoaffektiven Psychose vor. Hier ist die Kombination mit einem Mood Stabilizer am besten untersucht. In Kapitel 3.2 wurde bereits ein Therapievorschlag von Vieta et al. (2000) erörtert, der die Grundlage der Risperidongabe bei affektiven Störungen bilden sollte (Tab. 26, S. 141).

Tabelle 35

Absetzphänomene richtig einordnen
Bei Absetzen der Vormedikation zu berücksichtigen: Häufigste Symptome nach Absetzen von Neuroleptika bzw. Anticholinergika

Syndrom	Symptome	Zeitpunkt des Auftretens/Verlauf	nach Absetzen von …
Anticholinerger Rebound	Krankheitsgefühl gastrointestinale Symptome Angst, Unruhe	innerhalb der ersten Tage	niedrig- und mittelpotenten Neuroleptika und Clozapin oder Anticholinergika (abruptes Absetzen)
Rebound Akathisie	typische Akathisiesymptome, manchmal nur schwer von psychotischen Symptomen oder Angst zu unterscheiden	innerhalb der ersten Tage/ bildet sich allmählich zurück	Neuroleptika oder Anticholinergika
Rebound Parkinsonismus	typische Parkinsonsymptome	erste Woche	hochpotentem Neuroleptikum und Anticholergikum zur gleichen Zeit
Absetz-dyskinesie	choreoathetoide Bewegungen von Symptomen der tardiven Dyskinesien nicht zu unterscheiden	nach 1–4 Wochen/ vorübergehend bei Dauer länger als 3 Monate/ Diagnose der tardiven Dyskinesie	Langzeitmedikation mit hochpotenten Neuroleptika

179

5.4 Dosierung bei kinder- und jugend-psychiatrischen Erkrankungen

Generell gilt, dass bei jungen Patienten vorsichtig und ein-schleichend zu dosieren ist. Bei schizophrenen Erkrankungen wurden Dosen zwischen 2 und 4 mg Risperidon/d gegeben. Bei den anderen untersuchten Indikationen (tief greifende Entwicklungsstörungen wie Autismus und Asperger-Syndrom, Störungen des Sozialverhaltens und Verhaltensauffälligkeiten bei geistiger Retardierung) sind meist Tagesdosen zwischen 0,5 und 2 mg/d Risperidon ausreichend.

Fazit

- Risperidon kann als Filmtabletten in einer Dosis von 1, 2, 3 und 4 mg oder als Lösung (1 mg = 1 ml) verabreicht werden.

- Die optimale Tagesdosis von Risperidon bei der Therapie schizophrener Erkrankungen liegt im Bereich von 4–6 mg/d.

- Bei der Therapie von Verhaltensauffälligkeiten im Rahmen demenzieller Erkrankungen sind Richtdosen von 0,5 bis 2 mg/d, beginnend mit 0,5 mg/d einzuhalten.

- Im Rahmen affektiver Erkrankungen sind üblicherweise Dosen von 2 bis 6 mg/d ausreichend. In Einzelfällen (z. B. akute Manie) können jedoch auch höhere Dosen erforderlich sein.

- Bei schizophrenen Episoden bei Kindern und Jugendlichen ist vorsichtig einschleichend bis zu einer maximalen Dosis von 4 mg/d zu dosieren, bei anderen untersuchten kinder- und jugendpsychiatrischen Erkrankungen genügen in der Regel 0,5 bis 2 mg/d Risperidon.

- Bei älteren Patienten und Patienten mit Störungen der Leber- und Nierenfunktion ist eine Halbierung der üblichen Dosis erforderlich.

- Da Risperidon keine sedierenden oder psychomotorisch dämpfenden Eigenschaften aufweist, kann nach Bedarf vorübergehend eine entsprechende Begleitmedikation verabreicht werden.

- Bei Umstellung von oralen oder parenteralen Neuroleptika mit anticholinerger Begleitmedikation oder von Neuroleptika mit intrinsischer anticholinerger Wirkung muss die Vormedikation ausschleichend beendet werden, während die Therapie mit Risperidon bereits begonnen hat.

6   Literatur

ALBRIGHT P, LIVINGSTONE S, KEEGAN D (1996) Reduction of healthcare resource utilisation and costs following the use of risperidone for patients with schizophrenia previously treated with standard antipsychotic therapy. Clin. Drug Invest. 11 (5), 290–299

ALLISON DB, MENTORE JL, MOONSEONG H, CHANDLER LP, CAPPELLERI JC, INFANTE MC, WEIDERN PJ (1999) Antipsychotic-induced weight gain: A comprehensive research synthesis. Am. J. Psychiatry 156, 1686-1696

AMAN MG, FINDLING RL, DERIVAN A (1999) Risperidone versus placebo for severe conduct disorder in children with mental retardation. Poster presented at the Annual Meeting of the American Academy of Child and Adolescent Psychiatry (AACAP), Chicago

AMERICAN PSYCHIATRIC ASSOCIATION (1994) Diagnostic and statistical manual of mental disorders. DSM-IV. Washington: American Psychiatric Association

AMERY W, MARDER SR (1998) Safety and switching issues of novel antipsychotics. Int. J. Psych. Clin. Pract. 2 (Suppl. 1), 43–49

AMERY W, ZUIDERWIJK P, LEMMENS P et al. (1997) Safety profile of risperidone. 10th European College of Neuropsychopharmacology Congress, Vienna

ANDREASEN NC (1983) The Scale for the Assessment of Negative Symptoms. Iowa City, IA: The University of Iowa

ANDREASEN NC (1984) The Scale for the Assessment of Positive Symptoms. Iowa City, IA: The University of Iowa

ARMENTEROS J, WHITAKER A, WELIKSON M, STEDGE DJ, GORMAN J (1997) Risperidone in adolescents with schizophrenia: an open pilot study. J. Am. Acad. Child Adolesc. Psychiatry 36, 694–700

ARNDT J, SKARSFELDT T (1998) Do novel antipsychotics have similar pharmacological characteristics? Neuropsychopharmacol. 13, 63-101

ASARNOW RF, MACCRIMMON DJ (1978) Residual performance deficit in clinically remitted schizophrenics: A marker of schizophrenia. J. Abn. Psychology 87: 597-608

AYLWARD E, WALKER E, BETTES B (1984) Intelligence in schizophrenia: Meta-analysis of research. Schizophrenia Bull. 10: 430-459

BARCIA D, AYUSO JL, HERRAIZ ML, FERNANDEZ A (1996) Calidad de vida en pacientes esquizofrénicos tratados con risperidona. An. Psiquiatria 12, 10, 403–412

BLANZ B (2001a) Störungen des Sozialverhaltens. In: Kasper, S., Volz, H.-P. (Hrsg.): Psychiatrie compact. Stuttgart: Thieme-Verlag

BLANZ B (2001b) Autistische Syndrome. In: Kasper, S., Volz, H.-P. (Hrsg.): Psychiatrie compact. Stuttgart: Thieme-Verlag

BLANZ B (2001c) Ticstörungen. In: Kasper, S., Volz, H.-P. (Hrsg.): Psychiatrie compact. Stuttgart: Thieme-Verlag

BLEULER E (1911) Dementia praecox oder Gruppe der Schizophrenien. In: Aschaffenburg, G. (Hrsg.): Handbuch der Psychiatrie. Leipzig: Deuticke

BLEULER M (1983) Lehrbuch der Psychiatrie, 15. Aufl. Berlin: Springer

BLIN O, AZORIN JM, BOUHOURS P (1996) Antipsychotic and anxiolytic properties of risperidone, haloperidol, and methotrimeprazine in schizophrenic patients. J. Clin. Psychopharmacol. 16, 38–44

BONDOLFI G, BAUMANN P, PATRIS M, MAY JP, BILLETER U, EAP CB, BAUMANN P (1998) Risperidone versus clozapine in treatment-resistant chronic schizophrenia: a randomized double-blind study. The risperidone study group. Am. J. Psychiatry 155, 499-504

BORISON RL, PATHIRAJA AP, DIAMOND BI, MEIBACH RC (1992) Risperidone: Clinical safety and efficacy in schizophrenia: Psychopharmacol. Bull. 28, 213-218

BRECHER M (1996) Long-term safety of rispridone: results of seven 1-year trials. XXth C.I.N.P. Congress, Melbourne

BRECHER M (1998) Follow-up study of risperidone in the treatment of patients with dementia: interim results on tardive dyskinesia and dyskinesia severity [abstract NR342]. American Psychiatric Association Annual Meeting, New Research Program & Abstracts. Ontario

CANNON TD, ZORILLA I F, SHTASEL D, GUR RE, GUR RC, MARCO EJ, MOBERG P, PRICE RA (1994) Neuropsychological functioning in siblings discordant for schizophrenia and healthy volunteers. Arch. Gen. Psychiatry 51, 651-661

CARMAN J, PEUSKENS J, VANGENEUGDEN A (1995) Risperidone in the treatment of negative symptoms of schizophrenia: a meta-analysis. Int. Clin. Psychopharmacol. 10, 207–213

CESKOVA E, SVESTKA J (1993) Double-blind comparasion of risperidone and haloperidol in schizophrenic and schizoaffective psychoses. Pharmacopsychiatry, 26, 4, 121-124

CHOUINARD G, JONES B, REMINGTON G, BLOOM D, ADDINGTON D, MACEWAN GW, LABELLE A, BEAUCLAIR L, ARNOTT W (1993) A Canadian multicenter placebo-controlled study of fixed doses of risperidone and haloperidol in the treatment of chronic schizophrenic patients. J. Clin. Psychopharmacol. 13, 25–40

CONLEY RR, BRECHER M, AND THE RISPERIDONE/OLANZAPINE STUDY GROUP (1998) Risperidone versus olanzapine in patients with schizophrenia or schizoaffective disorders. Presented at the 11th ECNP Congress, Paris

CONLEY RR, KELLY DL, YU Y, LOVE RC (1999) Comparative analysis of outcomes among atypical antipsychotics in patients with bipolar disorder. Poster presented at the XIth World Congress of Psychiatry, Hamburg

CROW TJ (1980) The molecular pathology of schizophrenia. More than one disease process. Brit. Med. J. 280, 66-68

CROW TJ (1985) The two-syndrome concept: origins and current status. Schizophrenia Bull. 11, 471-486

CSERNANSKY J, OKAMOTO A (2000) Risperidone vs Haloperidol for Prevention of Relapse on Schizophrenia and Schizoaffektive Disorders: A Long-Term Double-Blind Comparasion. 10th Biennial Winter Workshop on Schizophrenia, Feb. 5-11, Davos, Switzerland

DAVIS J, JANICAK P (1996) Risperidone: a new, novel (and better?) antipsychotic. Psych. Annals 26, 78-87

DE COSTER R, DOOLAEGE R, GELDERS Y (1988) Effects of single oral and intramuscular administrations of risperidone on plasma prolactin, growth hormone, thyrotropin, T3, and cortisol in healthy male volunteers. Beerse, Belgium: Janssen Research Foundation. Clinical Research Report LMD 64530

DE DEYN P, SMEDT G (1997) Risperidone in the treatment of behavioral disturbances in dementia. Poster presented at the Congress of the International Psychogeriatric Association, Jerusalem

DE WILDE J, DIERICK M (1991) Long-term treatment of schizophrenic patients with risperidone. Biol. Psychiatry 29, 675

DELINI-STULA A (1986) Neuroanatomical, neuropharmacological and neurobiochemical target systems for antipsychotic activity of neuroleptics. Pharmacopsychiatry 19, 134–139

DEMB HB (1996) Risperidone in young children with pervasive developmental disorders and other developmental disabilities. J. Child Adolesc. Psychopharmacol. 6, 79-80

DILLING H, MOMBOU W, SCHMIDT MH (Hrsg.) (1993) Internationale Klassifikation psychischer Störungen. ICD-10 Kapitel V (F). 2. Aufl. Bern: Huber

FINDLING RL, MCNAMARA NK, BRANICKY LA, O'RIORDAN MA, LEMON E, SCHLUCTER M, BLUMER JL (1999) Risperidone in children with conduct disorder. Poster presented at the Annual Meeting of the American Psychiatric Association, Washington

FINDLING RL, MAXWELL K, WIZNITZER M (1997) An open clinical trial of risperidone monotherapy in young children with autistic disorder. Psychopharmacol. Bull. 33, 155-159

FINKEL B, LERNER A, OYFFE I, RUDINSKI D, SIGAL M, WEIZMAN A (1998) Olanzapine treatement in patients with typical and atypical neuroleptic-associated agranulocytosis. Int. Clin. Psychopharmacol. 13, 133-135

FISMAN S, STEELE M (1996) Use of risperidone in pervasive developmental disorder. A case series. J. Child Adolesc. Psychopharmacol. 6, 177-190

FRANZ M, GALLHOFER B (1996) Befindlichkeit und Compliance. TW Neurologie Psychiatrie 12, 1-4

Literatur

FRANZ M, LIS S, PLÜDDEMANN K, GALLHOFER B (1997) Conventional versus atypical neuroleptics: subjective quality of life in schizophrenic patients. Br. J. Psychiatry 170, 422–425

GALLHOFER B, BAUER U, LIS S, KRIEGER S, GRUPPE H (1996) Cognitive dysfunction in schizophrenia: comparison of treatment with atypical antipsychotic agents and conventional neuroleptic drugs. Eur. Neuropharmacol. 6 (Suppl. 2), 13-20

GALLHOFER B, KRIEGER S, LIS S, HARGARTER L, ROODER C, LAMMERS C, MEYER-LINDBERG A (1997) Cognitive dysfunction in schizophrenia: maze-solving behavior in treated and untreated patients. CNS Spectrums Vol. 2, No. 8, 26-37

GHAEMI SN, SACHS GS (1997) Long-term risperidone treatment in bipolar disorder: 6month follow-up. Int. J. Psychopharmacol. 12, 333-338

GHAEMI SN, SACHS GS, BALDASSANO CF, TRUMAN CJ (1997) Acute treatment of bipolar disorder with adjunctive risperidone in outpatients. Can. J. Psychiatry 42, 196-199

GOLDBERG RJ, GOLDBERG J (1997) Risperidone für dementia related disturbed behavior in nursing home residents: a clinical experience. Int. Psychogeriatrics 9, 65-68

GOLDMAN RS, AXELROD BN, TANDON R, RIBEIRO SCM, CRAIG K, BERENT S (1993) Neuropsychological prediction of treatment efficacy and one-year outcome in schizophrenia. Psychopathology 26: 122-126

GOODNICK PJ (1995) Risperidone treatment of refractory acute mania. J. Clin. Psychiatry 56, 431-432

GRCEVICH S, FINDLING R, ROWANE W, FRIEDMAN L, SCHULZ SC (1996) Risperidone in the treatment of children and adolescents with schizophrenia: a retrospective study. J. Child Adolesc. Psychopharmacol. 6, 251–257

GREEN M, MARSHALL B, WIRSHING W, AMES D, MARDER SR, MCGURK SR, KERN RS, MINTZ J (1997) Does risperidone improve verbal working memory in treatment-resistant schizophrenia? Am. J. Psychiatry 154, 799–804

GREEN MF (1998) Schizophrenia from a neurocognitive perspective. Boston: Allyn and Bacon

GUIETIERREZ-ESTEINOU R, GREBB JA (1997) Risperidon: an analysis of the first three years in general use. Int. Clin. Psychopharmacol. 12 (Suppl.4), 3-10

HAMNER MB, ARANA GW (1998) Hyperprolactinaemia in antipsychotic-treated patients. Drugs 10 (3), 209-222

HARDAN A, JOHNSON K, JOHNSON C, HRECZNYJ B (1996) Case study: Risperidone treatment of children and adolescents with developmental disorders. J. Am. Acad. Child. Adolesc. Psychiatry 35, 1551-1556

HARVEY PD, MORIARTY PJ, SERPER MR, SCHNUR E, LIEBER D (2000) Practice-related improvement in information processing with novel antipsychotic treatment. Schizophrenia Res 46, 139-148

HEIM T (2001) Risperidon erhält Zulassung für Rezidivprophylaxe. Neuro-Psychiatrische Nachrichten. Extra Mai 2001

HEYKANTS J, HUANG ML, MANNENS G, MEULDERMANS W, SNOECK E, VAN BEIJSTERVELDT L, VAN PEER A, WOESTENBORGHS R (1994) The pharmacokinetics of risperidone in humans: a summary. J. Clin. Psychiatry 55, 13–17

HINTERHUBER H, HARING D (1992) Unerwünschte Wirkungen, Kontraindikationen, Überdosierungen, Intoxikationen. In: Riederer P et al. (Hrsg.) Neuro-Psychopharmaka, Bd. 4. Springer-Verlag, Wien, 102-121

HÖFFLER J, UBER A, TRENCKMANN U (1998) Bedeutung, methodische Aspekte und Grenzen von Kostenstudien bei Schizophrenien. In: Bandelow, B., Rüther, E. (Hrsg.) Therapie mit klassischen und neuen Neuroleptika. Springer-Verlag, Berlin, 159–169

HOLZINGER A, ANGERMEYER M, MATSCHINGER H (1997) Lebensqualität für schizophrene Patienten – das ist … Psychiat. Prax. 24, 61–64

HONEY GD, BULLMORE ET, SONI W, VARATHEESAN M, WILLIAMS SCR, SHARMA T (1999) Differences in frontal cortical activation by a working memory task after substitution of risperidone for typical antipsychotic drugs in patients with schizophrenia. PNAS 96, 23, 13432-13437

HORRIGAN JP, BARNHILL LJ (1997) Risperidone and explosive aggressive autism. J. Autism Develop. Dis. 27, 313-323

HOYBERG OJ, FENSBO L, REMVIG J, LINGJAERDE O, SLOTH-NIELSEN M, SALVESEN I (1993) Risperidone versus perphenazine in the treatment of chronic schizophrenic patients with acute exacerbations. Acta Psychiat. Scand. 88, 6, 395-402

HUANG ML, VAN PEER A, WOESTENBORGHS R, DE COSTER R, HEYKANTS J, JANSEN AA, ZYLICZ J, VISSCHER HW, JONKMAN JH (1993) Pharmacokinetics of the novel anti-psychotic agent risperidone and the prolactine response in healthy subjects. Clin. Pharmacol. Ther. 54, 257-268

HUBER, G (1987) Psychiatrie, 4. Aufl. Stuttgart: Schattauer Verlag

HUTTUNEN MO, PIEPPOMNEN T, RANTANEN H, LARMO I, NYHOLM R, RAITASUO V (1995) Risperidone versus zuclopenthixol in the treatement of acute schizophrenic episodes: a double-blind parallel-group trial. Acta Psychiat. Scand. 91, 4, 271-277

JABLENSKY A (1995) Schizophrenia: The epidemiological horizon. In: Hirsch SR, Weinberger DR (eds.): Schizophrenia. Oxford: Blackwell Science: 206-252

JEANBLANC W, DAVIS YB (1995) Risperidone for treating dementia associated aggression [letter]. Am. J. Psychiatry 152, 1239

JESTE DV, EASTHAM JH, LACRO JP, GIERZ M, FIELD MG, HARRIS MJ (1996) Management of late life psychosis. J. Clin. Psychiatry 57 (Supl. 3), 39-45

JESTE DV, LACRO JP, BAILEY A, ROCKWELL E, HARRIS MJ, CALIGIURI MP (1999) Lower incidence of tardive dyskinesia with risperidone compared with haloperidol in older patients. J. Am. Geriat. Soc. 47, 716-719

KATZ I, JESTE DV, MINTZER JE, CLYDE C, NAPOLITANO J, BRECHER M (1999) Comparison of risperidone and placebo for psychosis and behavioral disturbances associated with dementia: a randomized, double-blind trial. J. Clin. Psychiatry 60, 107-115

KAY SR, OPLER LA, FISZBEIN A (1986) Manual for the Positive and Negative Syndrome Scale (PANSS) for schizophrenia. Department of Psychiatry, Albert Einstein College of Medicine, New York

KAY SR, SEVY S (1990) Pyramidical model of schizophrenia. Schizophrenia Bull. 16, 537-545

KECK EE, WILSON DR, STRAKOWSKI SM, MCELROY SL, KIZER DL, BALISTRERI TM, HOLTMAN HM, DEPRIEST M (1995) Clinical predictors of acute risperidone response in schizophrenia, schizoaffective disorder and psychotic mood disorder. J. Clin. Psychiatry 56, 466-470

KEEFE SE, SILVA SG, PERKINS DO, LIEBERMAN JA (1999) The effects of atypical anti-psychotic drugs on neurocognitive impairment in schizophrenia: A review and meta-analysis. Schizophr. Bull. 25, 201-222

KEKS NA (1996) Minimizing the non-extrapyramidal side-effects of antipsychotics. Acta Psychiatr. Scand. 94, 18-24

KERN RS, GREEN MF, MARSHALL BD, WIRSHING WC, WIRSHING D, MCGURK SR, MARDER SR, MINTZ J (1998) Risperidone vs. Haloperidol on reaction time, manual dexterity, and motor learning in treatment resistant schizophrenia patients. Biol. Psychiatry 44, 726-732

KERN RS, GREEN MF, MARSHALL BD, WIRSHING WC, WIRSHING D, MCGURK SR, MARDER SR, MINTZ J (1999) Risperidone vs. haloperidol on secondary memory: Can newer antipsychotics medications aid learning? Schizophr. Bull. 25, 223-232

KLEINBERG DL, DAVIS JM,, DE COSTER R, VAN BAELEN B, BRECHER M (1999) Prolactin levels and adverse events in patients treated with risperidone. J. Clin. Psychopharmacol. 19, 57-61

KLIESER E, LEHMANN E, KINZLER E, WURTHMANN C, HEINRICH K (1995) Randomized, double-blind, controlled trial of risperidone versus clozapine in patients with chronic schizophrenia. J. Clin. Psychopharmacol. 15 (Suppl. 1), 45-51

KONRAD C, SCHORMAIR C, KNICKELBEIN U, OPHAUS P, EICKELMANN B (1997) Risperidone and clozapine in pharmaco-resistant schizophrenia. Pharmacopsychiatry 30, 190

KOPALA LC, HONER WG (1997) The use of risperidone in severely demented patients with persistent vocalizations. Int. J. Geriatr. Psychiatry 12, 73-77

KRAEPELIN E (1913) Lehrbuch der Psychiatrie, 8. Auflage. Leipzig: Barth

KÜFFERLE B, BARNAS C (1995) Risperidon in der nervenärztlichen Praxis. Neuro-psychiatrie Bd. 9, 168-172

Literatur

LANE HY, CHANG WH (1998) Risperidone monotherapy for psychotic depression unresponsive to other treatments. J. Clin. Psychiatry 59, 624

LAVRETSKY H, SULTZER D (1998) A structured trial of risperidone for the treatment of agitation in dementia. Am. J. Geriatr. Psychiatry 6, 127–135

LEMMENS P, VAN BAELEN B, BRECHER M (1997a) Treatment of positive symptoms in schizophrenia: a combined trial analysis comparing risperidone with other psychotic agents. 10th European College of Neuropsychopharmacology Congress, Vienna, Austria, September 13–17

LEMMENS P, BRECHER M, VAN BAELEN B (1997b) Tolerability and cardiovascular safety of risperidone. 10th European College of Neuropsychopharmacology Congress, Vienna, Austria, September 13–17

LEYSEN JE, JANSSEN P, HEYLEN L, GOMMEREN W, VAN GOMPEL P, LESAGE AS, MEGENS AAH, SCHOTTE A (1998) Receptor interactions of new antipsychotics: relation to pharmacodynamic and clinical effects. Int. J. Psychiatry Clin. Practice 2, S3–S17

LINDENMAYER JP (1995) New pharmacotherapeutic modalities for negative symptoms in psychosis. Acta Psychiatr. Scand. 91 (Suppl. 388), 15–19

LINDSTRÖM E, VON KNORRING L (1993) Principal component analysis of the Swedish version of the Positive and Negative Syndrome Scale (PANSS) for schizophrenia. Nord. J. Psych. 47, 257–264

LINDSTRÖM E, VON KNORRING L (1994) Changes in single symptoms and separate factors of the schizophrenic syndrome after treatment with risperidone or haloperidol. Pharmacopsychiatry 27, 108–113

LINDSTRÖM E, ERIKSSON B, HELLGREN A, VON KNORRING L, EBERHARD G (1995) Efficacy and safety of risperidone in the long-term treatment of patients with schizophrenia. Clin. Therapeutics 17, 3, 402–412

LOMBROSO PJ, SCAHILL L, KING RA, LYNCH KA, CHAPPELL PB, PETERSON BS, MCDOUGLE CJ, LECKMAN JF (1995) Risperidone treatment of children and adolescents with chronic tic disorders: a preliminary report. J. Am. Acad. Child Adolesc. Psychiatry 34, 1147–1152

LÜCKER PW, BECKER H (September 1991) Phase I trial: steady state tolerance and pharmacokinetics of orally administered risperidone (R 64 766) in healthy male volunteers. Part I: steady state tolerance. Janssen Clinical Research Report R 64 766/RIS-FRG-9002

MADHUSOODANAN S, BRENNER R, ARAUJO L, ABAZA A (1995) Efficacy of risperidone treatment for psychosis associated with schizophrenia, schizoaffective disorder, bipolar disorder or senile dementia in 11 geriatric patients: a case series. J. Clin. Psychiatry 56, 514–518

MADHUSOODANAN S, BRENNER R, COHEN IC (1999a) Role of atypical antipsychotic in the treatment of psychosis and agitation associated with dementia. CNS Drugs 12, 135–150

MADHUSOODANAN S, SURESH P, BRENNER R, PILLAI R (1999b) Experience with the atypical antipsychotics risperidone and olanzapine in the elderly. Ann. Clin. Psychiatry 11 (3), 113–118

MALONE RP, ROWAN AB, BLANEY BL, BIESECKER KA, DELANEY MA (1997) Open risperidone in pervasive developmental disorder [abstract]. Psychopharmacol. Bull 33, 553

MANNENS G (1991) An in vitro study on protein binding interactions of risperidone and its active metabolite 9-hydroxy-risperidone with other drugs in human plasma. Janssen Non-clinical Pharmacokinetics Report R 64 766/FK1037

MANNENS G, HUANG ML, MEULDERMANS W, VAN PEER A HE, HEYKANTS J (1990) Absorption, excretion, and metabolism of risperidone in volunteers after a single dose of 1 mg. Beerse, Belgium: Janssen Research Foundation. Clinical Research Report on R 064 766 NO-25

MANNENS G, MEULDERMANS W, SNOECK E, HEYKANTS J (1994) Plasma protein binding of risperidone and its distribution in blood. Psychopharmacology 114, 566–572

MARCINIAK BH, GUAY DRP (1995) Risperidone tolerability in the long-term care population. Consult. Pharm. 10, 1374–1377

MARDER S (1992) Risperidone versus haloperidol versus placebo in the treatment of chronic schizophrenia. Janssen Clinical Research Report LMD 87562

MARDER S, MEIBACH R (1994) Risperidone in the treatment of schizophrenia. Am. J. Psychiatry 151, 825–835

MARDER SR, DAVIS JM, CHOUINARD G (1997) The effects of risperidone on the five dimensions of schizophrenia derived by factor analysis: Combined results of the North American trials. J. Clin. Psychiatry 58, 12, 538–546

MASAND PS, WANG X, MANJOORAN J, SCHWARTZ T, SABA M, HARDOBY W, FREDERICKS L, RUETSCH SE, GUPTA S, SCHULTS K, DEVITT P, BERRY S (2000) Comparison of risperidone and olanzapine in bipolar and schizoaffective disorders. Poster P0-10-077, 55th annual Meeting of the Society of Biological Pschiatry, Chicago, Illinois, USA, May 11-13

MATARAZZO JD (1982) Die Messung und Bewertung der Intelligenz Erwachsener nach Wechsler. Bern: Huber

MCDOUGLE CJ, HOLMES JP, BRONSON MR, ANDERSON GM, VOLKMAR FR, PRICE LH, COHEN DJ (1997) Risperidone treatment of children and adolescents with pervasive developmental disorders: A prospective open-label study. J. Am. Acad. Child Adolesc. Psychiatry 36, 685–693

MCGURK SR, GREEN MF, WIRSHING WC, AMES D, MARSHALL BD, MARDER SM (1996) The effects of risperidone vs. haloperidol on spatial working memory in treatment-resistant schizophrenia. Paper presented at the 51st Annual Meeting of the Society of Biological Psychiatry, New York

MCGURK SR, GREEN MF, WIRSHING WC, AMES D, MARSHALL BD, MARDER MD, MINTZ J (1997) The effects of risperidone vs. haloperidol on cognitive functioning in treatment-resistant schizophrenia: The Trial Making Test. CNS Spectrums 2, 60-64

MCINTYRE R, YOUNG LT, HASEY G, PATELIS-SIOTIS I, JONES BO (1997) Risperidone treatment of bipolar disorder (letter). Can. J. Psychiatry 42, 88-90

MELTZER HY, MCGURK SR (1999) The effects of clozapine, risperidone, and olanzapine on cognitive function in schizophrenia. Schizophr. Bull. 25, 233-255

MERTENS C (1990) Long-term treatment of chronic schizophrenic patients with risperidone. 17th Congress of the Collegium Internationale Neuro-Psychopharmacologum, Kyoto, Japan, Spetember 10-14

MEULDERMANS W (May 1991) The plasma protein binding and distribution in blood of risperidone in rats, dogs and humans. Janssen Non-clinical Pharmacokinetics Report R 64 766/FK658

MIN SK, RHEE CS, KIM CE, KANG DY (1993) Risperidone versus haloperidol in the treatment of chronic schizophrenic patients: a parallel pgroup double-blinde comparative trial. Yonsei med. J. 34, 179-190

MÖLLER HJ (1998a) Stellenwert und Grenzen neuer Neuroleptika in der Akuttherapie schizophrener Erkrankungen. In: Bandelow B, Rüther E, (Hrsg.) Therapie mit klassischen und neuen Neuroleptika. Springer-Verlag, Berlin, 67–79

MÖLLER HJ (1998b) Risperidon. In: Riederer P, Laux G, Pöldinger W, (Hrsg.) Neuro-Psychopharmaka, Bd. 4, 2. Aufl. Wien, Springer-Verlag, 455–463

MÖLLER HJ (2000) Aktuelle Bewertung neuer/atypischer Neuroleptika. Nervenarzt 71, 329-344

MÖLLER HJ, MÜLLER H, BORISON RL, SCHOOLER NR, CHOUINARD G (1995) A path-analytical approach to differentiate between direct and indirect drug effects on negative symptoms in schizophrenic patients. Eur. Arch. Psychiatry Clin. Neurosci. 245, 45–49

MÖLLER HJ, SCHMAUß M (1996) Arzneimitteltherapie in der Psychiatrie. Stuttgart, Wissenschaftliche Verlagsgesellschaft

NUECHTERLEIN KH, DAWSON ME, GITLIN M, VENTURA J, GOLDSTEIN MJ, SNYDER KS, YEE CM, MINTZ J (1992) Developmental processes in schizophrenic disorders: Longitudinal studies of vulnerability and stress. Schizophrenia Bull. 18: 387-425

OLBRICH HM, FRITZE J, LANCZ MH, VAUTH R (1999) Schizophrenien und andere psychotischen Störungen. In: Berger, M. (Hrsg.): Psychiatrie und Psychotherapie. München: Urban und Schwarzenberg: 405-481

ORZACK MH, KORNETZKY C (1966) Attention dysfunction in chronic schizophrenia. Arch. Gen. Psychiatry 14, 323-326

PAIK IH, LEE CU, LEE C, LEE SJ, KIM JH (1995) Effects of risperidone in acute manic patients: An open clinical trial. J. Korean Soc. Biol. Psychiatry 2, 281-286

Literatur

PERRY R, PATAKI C, MUNOZ-SILVA DM, ARMENTEROS J, SILVA R (1997) Risperidone in children and adolescents with pervasive developmental disorder: Pilot trial and follow-up. J. Child. Adolesc. Psychopharmacol 7, 167-179

PEUSKENS J (RISPERIDONE STUDY GROUP) (1995) Risperidone in the treatment of patients with chronic schizophrenia: a multi-national, multi-centre, double-blind, parallel-group study versus haloperidol. Br. J. Psychiatry 166, 712-726

PEUSKENS J, BECH P, MÖLLER HJ, BALE R, FLEUROT O, REIN W (1999) Amisulpride vs. risperidone in the treatment of acute exacerbartions of schizophrenia. Amisulpride study group. Psychiatry Res. 88, 107-117

PEUSKENS J, LEMMENS P, VAN BAELEN B (1997) Effects of risperidone on affective symptoms in patients with schizophrenia. 36th Annual Meeting of the American College of Neuropsychopharmacology, Kamuela, Hawaii, December 8-12

PHILIPP M, ALBUS M, LINDEN M, KLAUDER A (1998) Neuroleptic treatement long-term: results with risperidone. Poster presented at the CINP, Glasgow

PHILIPP M (RISPERIDONE STUDY GROUP) (1996) Risperidone in patients with chronic schizophrenia: acute responses and effects on one-year hospitalization rates. 149th Annual Meeting of the American Psychiatric Association, New York, USA, May 4-9

PHILIPP M, KLAUDER A, ALBUS M, LINDEN M (1999) Long-term safety and relapse rate with risperidon. Abstract presented at the XI Worl Congress of Psychiatry, Hamburg

RABINOWITZ J, LICHTENBERG P, KAPLAN Z, MARK M, NAHON D, DAVIDSON M (2001) sRehospitalization rates of chronically ill schizophrenic patients discharged on a regimen of risperidone, olanzapine, or conventional antipsychotics. Amer. J. Psychiat. 158, 2, 266-269

REINBOLD H (2001) Aktuelle Perspektiven in der Psychopharmakotherapie schizophrener Psychosen. In: Lasar M und Trenckmann U (Hrsg.) Aktuelle Aspekte der biologischen Psychiatrie. PsychoGen Verlag, Dortmund

REISCHIESS FM (1996) Organische Psychosen. In: Gastpar MT, Kasper S, Linden M (Hrsg.): Psychiatrie. Berlin: De Gruyter

ROSSI A, MANCINI F, STRATTA P, MATTEI P, GISMONDI R, POZZI F, CASACCHIA M (1997) Risperidone, negative symptoms and cognitive deficit in schizophrenia: an open study. Acta Psychiatr. Scand. 95, 40-43

RÜTHER E, KLAUDER CH, RETTIG K (1998) Risperidon bei akuter Exazerbation einer chronischen Schizophrenie: Zwischenergebnisse einer deutschen Phase-IV-Untersuchung. Kongress der Deutschen Gesellschaft für Psychiatrie, Psychotherapie und Nervenheilkunde, Essen, 17.-20. Juni

RÜTHER E, KLAUDER A (1999) Efficacy of risperidone on affective symptoms in acute schizophrenia. Europ Neuropsychopharmacol 9 (Suppl. 5), 261-262

SACHS GS, GUILLE C, DEMOPULOS C, DESAU P (1998) Atypical antipsychotics: Use in bipolar disorder clinic. Poster presented at the CINP, Glasgow

SACHS G (2000) Psychologische Behandlungsstrategien von kognitive Funktionsstörungen bei schizophrenen Psychosen. In: Volz, H.-P., Kasper, K., Möller, H.-J., Sachs, G., Höse, A.: Die Rolle der Kognition in der Therapie schizophrener Störungen. Wiesbaden: Deutscher Universitäts-Verlag: 173-188

SACHS G, GHAEMI SN (2000) Efficacy and tolerability of risperidone versus placebo in combination with lithium or valproate in acute mania. Europ. Neuropsychopharmacol. 10 (Suppl. 3), 240

SAJATOVIC M, DIGIOVANNI SK, BASTANI B, HATTAB H, RAMIREZ LF (1996) Risperidone therapy in treatment refractory acute bipolar and schizoaffective mania. Psychopharmacol. Bull. 32, 55-61

SCHÄR V, LEONHARDT M, AGELINK M, KLIESER E (1995) Risperidone in the treatment of patients with delusional depression. Data presented at the 19th Symposium of the Association of Neuropsychopharmacology and Pharmacopsychiatry, Nuremberg

SCHNEIDER K (1971) Klinische Psychopathologie. Georg Thieme, Stuttgart

SCHOTTE A, JANSSEN P, GOMMEREN W, LUYTEN WH, VAN GOMPEL P, LESAGE AS, DE LOORE K, LEYSEN JE (1996) Risperidone compared with new and reference antipsychotic drugs: in vitro and in vivo receptor binding. Psychopharmacol. 124, 57-73

SCIOLLA A, JESTE D (1998) Use of antipsychotics in the elderly. Int. J. Psych. Clin. Pract. 2 (Suppl. 1), 27-34

SEEMAN P, TEDESCO JL, LEE T, CAHAU WONG M, MÜLLER P, BOWLES J, WHITTAKER PM, MCMANUS C, TITTLER M, WEINREICH P, FRIEND WC, BROWN M (1978) Dopamine receptors in the central nervous system. Fed. Proc. 37: 130-136

SEGAL J (1998) Risperidone compared both with lithium and haloperidol in mania: a double-blind randomized controlled trial. Clin. Neuropharmacol. 21, 176-180

SHARMA T, MOCKLER D (1998) The cognitive efficacy of atypical antipsychotics in schizophrenia. J. Clin. Psychopharmacol. 18 (Suppl. 1), 12–19

SIMEON JG, CARREY NJ, WIGGINS DM, MILIN RP, HÖSENBOCUS SN (1995) Risperidone effects in treatment-resistant adolescents: Preliminary case reports. J. Child Adolesc. Psychopharmacol 5, 69-79

SINGH AN, CATALAN J (1994) Risperidone in HIV-related manic psychosis. Lancet 344, 1029-1030

SMALL JG, HIRSCH SR, ARVANITIS LA, MILLER BG, LING CGG AND THE SEROQUEL STUDY GROUP (1997) Quetiapine in patients with schizophrenia. A high- and low-dose double-blind comparison with placebo. Arch. Gen. Psychiatry 54, 549-557

SMITH RC, LARGEN J, VROULIS G, RAVICHANDRAN GK (1992) Neuropsychological test scores and clinical response to neuroleptic drugs in schizophrenic patients. Compr. Psychiatry 33, 139-145

SNOECK E, VAN PEER A, SACK M, HORTON M, MANNENS G, WOESTENBORGHS R, MEIBACH R, HEYKANTS J (1995) Influence of age, renal and liver impairment on the pharmacokinetics of risperidone in man. Psychopharmacology 122, 223–229

STEINBERG R (1998) Therapie von Risikopatienten mit Neuroleptika. In: Bandelow B, Rüther E (Hrsg.) Therapie mit klassischen und neuen Neuroleptika. Berlin, Springer-Verlag: 199–210

STEINHAUER SR, ZUBIN J, CONDRAY R, SHAW DB, PETERS JL, VAN KAMMEN DP (1991) Electrophysiological and behavioral signs of attentional disturbance in schizophrenia and their siblings. In: Tammiga, C.A., Schulz, S.C. (eds): Advances in neuropsychiatry and psychopharmacology. Volume 1: Schizophrenia Research. New York: Raven Press: 169-178

STIP E, LUSSIER I (1996) The effect of risperidone on cognition in patients with schizophrenia. Can. J. Psychiatry 41 (Suppl. 2), 35S-40S

TOHEN M, ZARATE CA, CENTORRINO F, HEGARTY JI, FROESCHL M, ZARATE S (1996) Risperidone in the treatment of mania. J. Clin. Psychiatry 57, 249-253

TRAN PV, HAMILTON SH, KUNTZ AJ, POTVIN JH, ANDERSEN SW, BEASLEY C, TOLLEFSON GD (1997) Double-blind comparison of olanzapine versus risperidone in the treatment of schizophrenia and other psychotic disorders. J. Clin. Psychopharmacol. 17, 407-418

VAN CAUTEREN H, MEGENS A, LAMPO A et al. (1996) : Risperidone: An overview of animal pharmacology, toxicology, and pharmacokinetics. In: Kane JM et al. : Serotonin in antipsychotic treatment. Mechanism and clinical practice. Marcel Dekker Inc., New York, 253-276

VAN DER VELDE V, GELDERS Y, VAN ROOY P et al. (1992) Oral bioavailability and dose-proportionality of 0.5, 1, and 2 mg risperidone in healthy volunteers. Beerse, Belgium: Janssen Research Foundation. Clinical Research Report R 64 766/4

VIETA E, GASTO C, ESCOBAR R (1995) Treatment of dysphoric mania with risperidone (letter). Hum. Psychopharmacol. 10, 491-492

VIETA E, MARTINEZ G, FERNÁNDEZ A, GASTÓ C AND THE SPANISH GROUP FOR THE STUDY OF RISPERIDONE IN AFFECTIVE DISORDERS (2000) Risperidone treatment of bipolar disorder: Findings of a 6-month open-label study in spain. Int. J. Neuropsychopharmacol. 3 (1), 143

VOLZ HP, KASPER K, MÖLLER HJ, SACHS G, HÖSE A (2000) Die Rolle der Kognition in der Therapie schizophrener Störungen. Wiesbaden: Deutscher Universitäts-Verlag

WELTGESUNDHEITSORGANISATION (1994) Internationale Klassifikation psychischer Störungen. ICD-10 Kapitel V (F). Forschungskriterien. Bern: Huber

WINOKUR G, CLAYTON P, REICH T (1969) Manic depressive Illness. St. Louis (M.O.): Mosby

WOOLLEY DW, SHAW E (1954) A biochemical and pharmacological suggestion about certain mental disorders. Proc. Natl. Acad. Sci. 40, 228–231

YATHAM LN (2000) Safety and efficacy of risperidone as combination therapy for the manic phase of bipolar disorder: preliminary findings of a randomised, double-blinde study (RIS-INT-46). Int. J. Neuropsychopharmacol. 3 (Suppl. 1), 142

ZARATE CA, BALDESSARINI RJ, SIEGERL AJ, NAKAMURA A, MCDONAL J, MUIR-HUTCHINSON LA, CHERKERZIAN T, TOHEN M (1997) Risperidone in the elderly: A pharmacoepidemiologic study. J. Clin. Psychiatry 58, 311-317

7 Sachverzeichnis

Sachverzeichnis